소매틱 요가 입문서인 이 책은 하타(hatha) 요가와 라자(raja) 요가를 결합하여 요가 수행의 정신적 측면뿐만 아니라 신체적 원리까지 설명함으로써 동서양의 가교 역할을 하는 소중한 책이다.

이 책은 경험 많은 요가 수련자뿐만 아니라 비전문가에게도 영감을 줄 수 있다. 아름답고 폭넓은 이 책은 사용하는 언어가 아주 명확하고 내용도 평이해서 비전문가라도 무난하게 이해할 수 있다.

이 멋진 책의 거의 모든 장에는 전 우주가 담겨 있다. 이 책의 매력은 산기슭에 서 있는 초심자 학생이 한 말뿐만 아니라 산 정상에 서 있는 인도의 구루(guru)가 한 말로 시작한다는 사실로 잘 드러난다.

Yardena Alotin
작곡가
이스라엘 텔아비브

How Yoga Works: An Introduction to Somatic Yoga / Eleanor Criswell
Copyright ⓒ 1989 by Eleanor Criswell
All rights reserved.
Korean translation copyright ⓒ 2023 by DAEHAN MEDIA Co.
This Korean translation right was arranged through THE AGENCY SOSA.

No part of this publication may be reproduced, stored in a retrival system, or transmitted,
in any form or by any means, electronic, mechanical, photocopying, recording, or otherwise,
without prior written permission from the publisher.

이 책의 한국어판 저작권은 The Agency SOSA를 통한 저자와의 독점계약으로 대한미디어가 소유합니다.
저작권법에 의하여 한국 내에서 보호받는 저작물이므로 대한미디어의 사전 서면 허가 없이
이 도서의 일부라도 무단전재하거나 무단복제 및 전송을 금합니다.

소매틱 요가 입문
효과적인 요가 방법

저자 ▪ Eleanor Criswell
역자 ▪ 정지혜

발행일 ▪ 2023년 3월 20일
발행인 ▪ 이광호
발행처 ▪ 대한미디어
디자인 ▪ 강희진
등록번호 ▪ 제2-4035호
전화 ▪ (02)2267-9731 팩스 ▪ (02)2271-1469
홈페이지 ▪ www.daehanmedia.com

ISBN 978-89-5654-554-7 93690
정가 19,000원

※잘못 만들어진 책은 구입처 및 대한미디어 본사에서 교환해 드립니다.

소매틱 요가 입문

효과적인 요가 방법

Eleanor Criswell 저

정지혜 역

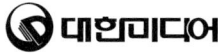

/목 차/

저자 머리말   *7*

역자 서문   *13*

제1부: 입문

  1. 입문   *19*

  2. 요가의 목표 또는 결과   *29*

  3. 야마(yamas): 피해야 할 것   *37*

  4. 니야마(niyamas): 해야 할 것   *45*

제2부: 소매틱 요가에서 몸

  5. 아사나: 해야 할 것   *53*

  6. 프라나야마: 호흡 운동   *93*

  7. 프라티야하라: 점진적 이완   *99*

제3부: 소매틱 요가에서 마음

  8. 마음 집중   *105*

  9. 명상: 소통 루프   *117*

  10. 삼매: 합일 상태   *129*

제4부: 요가의 정신생리학

    11. 요가의 정신생리학   *137*

    12. 아사나: 아사나가 작동하는 방식   *155*

    13. 감각과 집중력 훈련   *177*

제5부: 소매틱 요가의 정신적 측면

    14. 소매틱 요가, 변화된 의식 상태, 쿤달리니 경험   *193*

    15. 소매틱 요가와 Psi   *203*

결론: 삶의 방식으로서의 소매틱 요가   *217*

부록: 15주 소매틱 요가 프로그램   *221*

참고문헌   *227*

저자 소개   *231*

역자 소개   *232*

저자 머리말

22년 전 나를 비롯한 많은 사람들은 Rammurti Mishra가 집필한 책으로부터 자극을 받았다. 그 책 이름은 '요가의 기본원칙'이었다. 그 책에서 Mishra는 의학, 심리학, 라자 요가 등의 분야를 통합함으로써 요가 발달이 현대 의학과 생리학의 이해와 어떤 관련이 있는지 보여주었다. 그는 처음에 '요가 심리학 교재'이었다가 나중에 문고판에서 '요가 경문'으로 제목이 바뀐 책을 쓰기도 했다. 이 책은 기본적으로 기원전 약 400년경에 Patanjali가 집필한 '요가 경문'을 Mishra가 번역한 것이었다. 이 '요가 경문'은 요가 심리학인 라자 요가 혹은 아슈탕가 요가에 관한 고전적인 논문이다. 다른 요가 책들은 요가 심리학에 거의 관심을 두지 않은 주로 하타 요가에 관한 것들이다.

   Mishra 책의 훌륭한 점은 그가 의학 교육을 받고 요가 훈련을 받은 인도인의 관점에서 다양한 현대 지식을 통합하였다는 것이다. 그는 요가 훈련을 받은 사람의 놀라운 가능성을 우리에게 선보였다.

   Mishra 책이 출판된 이후 바이오피드백 훈련을 통한 전기 생리학적 모니터링과 생리적 상태의 변화를 포함하는 정신생리학 분야가 등장했다. 이러한 기술 발전으로 인해 요가 연구자들은 자율 및 기타 신경계에 학습 능력이 있다는 주장의 타당성을 관찰할 수 있을 뿐만 아니라 요가 상태를 모니터링할 수 있게 되었다. 지난 20년 동안, 정신물리학 연구 결과 및 요가 연구 자체가 급속하게 확장되었다. 요가 연구에 힘입어 요가는 그 효과가 상당 부분 입증되었으며 현대 생활의 일부로 폭넓게 자리잡게 되었다.

   이는 지난 20년 동안 급속하게 축적된 정보 가운데 빙산의 일각에 불과하다. 즉, 우리 자신, 우리 자신의 몸이 어떻게 기능하는지, 마지막으로 우리가 어떻게 발전을 유지하고 신체 및 정신 건강 상태를 개인적으로 통제할 수 있는지 등에 대한 우리의 개념을 점점 더 강화하고 변형시켜 온 과학 정보인 것이다.

   심리학자, 의사, 체육교사, 생리학자들 모두 각자의 관점에서 급속하게 동일한 영역이 되고 있는 분야, 즉 정신물리 상태에 대한 인간의 자기 조절 능력을 탐구해 왔다.

   명백한 것은 인간이 우리가 생각한 것보다 훨씬 더 쉽게 몸을 이해하고 자기 조절을 할 수 있다는 공통적인 견해가 등장하고 있다는 점이다. 이는 의학, 교육과 심리치료 측면에서 거의 혁명적이다. 이러한 견해는 인간 내부의 "마음"과 "몸"이 분리되었다고 보는 서구의 전통적인 견해와 다르다는 점에서 가히 혁명적이다. 최근 연구에 따르면 인간을 자기 조절을 할 수 있는 존재로 간주하는 견해 쪽으로 기울어지는 모습이다. 이는 요가 수행자의 주관적인 견해를 인정한 것이다. 실제로 이러한 견해 덕분에 요가 심리학이 구체화되기에 이르렀다. 이후 현대 요가 심리학은 소매틱 요가가 되었다. 소매틱(somatic)이라는 단어는 '마음-몸의 통합'을 가리키는 것으로 이는 이러한 요가 심리학 접근법의 특징이다.

   간단히 말해서 인간의 상태를 새로운 매혹적이고 고무적인 상태로 바꾸는 완전히 새로운 상황이 요가 심리학과 연구 및 응용 심리생리학에서 시작되었다. 그것은 바로 우리 자신을 대상으로 하기 때문에 매혹적이며 인간은 심리학적 및 생리학적으로 우리의 성장, 자기 조절, 지능 및 자기 치유 능력과 관련하여 현재 우리가 생각하는 것보다 엄청나게 더

저자 머리말

많은 것을 할 수 있다는 증거가 있기 때문에 고무적이다. 이 모두는 요가 심리학과 일반 심리학의 기본 범주들로써 이제 새로운 역할을 맡게 된 것이다.

인간의 본질에 대한 이러한 새 개념은 생명체를 자기 조절 식으로 변화하고 발전할 수 있는 통일된 마음-몸 유기체로서 바라보는 통합 개념에 초점을 맞춘다.

결론적으로 우리는 조직화된 마음-몸 훈련 시스템을 통해 우리 자신을 자기 조절함으로써 발전, 유지 및 개선(또는 힐링)을 극대화할 수 있다.

이 책은 이러한 연구와 이 새로운 분야에 대한 안내서이자 요약서이다. 완전하게 기능하는 인간은 무엇으로 구성되느냐는 심리학적 질문이다. 그것은 철학적, 윤리적, 교육적 및 의학적 질문이기도 하다. 그리고 서구 과학이 인간 삶에 대한 새로운 관점을 받아들이는 데 있어 원시적이고 동양적이며 종교적 및 신화적인 고대 인간에 대한 이해를 수용하기 시작했다는 것은 놀라운 사실이다.

이 책은 요가 연구를 실험실을 벗어난 개별 인간의 삶에 투영함으로써, 그들에게 자신이 고대의 공통적인 발전 과제와 경로에 대한 자기 의식적인 전형이라는 공통 경험을 공유하는 필멸의 존재라는 긍정적이고 희망적이며 친근한 이해를 제공한다. 요가 심리학은 그 어느 때보다 훨씬 더 잘 이해할 수 있는 분야가 되었다. 아주 많은 과학 분야들이 공통적으로 우리 자신에 대한 이해를 위한 방향으로 수렴하고 있어서 이제 일반인들도 자신에 대해 터득할 수 있는 단계에 이르렀다.

이 책을 통해 요가 심리학 또는 소매틱 요가의 기본을 이해할 수 있을 것이다. 이 책은 요가 입문, 요가의 목표나 결과, 요가의 윤리적 원칙, 기본 자세, 호흡 훈련, 점진적 이완, 집중력, 명상, 삼매(三昧, 하나의 대상에만 정신을 집중하는 것), 소매틱 요가의 생리학, 아사나의 효과, 감각 및 집중력 훈련, 변화된 의식 상태 및 쿤달리니 체험, 요가 및 준심리학, 삶의 방식으로서의 소매틱 요가 등에 대해 탐구할 것이다. 부록에는 소매틱 요가 훈련 프로그램이 포함되어 있다. 여러분의 개인적인 요가를 발전시키는 것이 주안점이다.

이 책은 완전하게 기능하는 몸-마음이 통합된 개인(즉, 여러분)을 훈련하는 데 이용할 수 있는 정보, 자기 이해, 훈련 경험, 가능성에 대한 긍정적 희망이 담긴 책이 되도록 설계되었다.

나는 요가를 발전시키고 이해하는 데 커다란 기여를 한 Rammurti Mishra 박사, Swami Muktanada, Sami Vishnudevananda 그리고 나와 몇 년 동안 연락해 온 다른 이들을 포함하여 많은 요가 수행자들에게 감사하고 싶다. 어떤 요가인들은 우리 캠퍼스를 방문하여 내 요가 심리학 수업에서 게스트로 교육을 담당하기도 했고 Swami Satchitananda, RamDas 등의 사람들은 캠퍼스에서 연설을 하기도 했다. Haridas Chaudhuri 박사는 동서양의 가교 역할을 충실히 수행하였고 그 과정에서 나에게 커다란 용기를 주었다. 나는 지난 20년 동안 나의 요가 심리학 수업에 참여한 수백 명의 소노마 주립대학 학생들, 교수진 및 직원에게도 감사드린다. 모두들 나에게는 선생님이다. 책 집필하는 것과 같이 시간이 지남에 따라 (이 책은 완성되기까지 거의 16년 소요) 지속적인 노력을 요하는 과정에서는 주변의 지원이 필수적이다. 나는 Jane Bowerman, Norman M. Camp, Francis Criswell, Hazel Criswell, June Criswell, Victor Daniels, Thomas David, Sydney Fleischer, Richard Ajathan Gero, Don Hamachek, Tad Hanna, T. George

저자 머리말

Harris, Allegra Hiner, Samuel Hiner, Antoinette Jourard, Sidney Jourard, Marsha Joyce, Michael Joyce, Charles Merrill, Susan O'Grady, Logan Patterson, Mildred Patterson, Charles Posey, Kendall Posey, Neil Russack, Stephen Wall, Joan Wolf 등 그들이 나의 사랑하는 가족, 친구, 동료에게 보여준 배려, 관심, 격려에 감사드리고 싶다.

지속적인 지원 및 격려와 편집 의견에 대해 내 친구인 Thomas Hanna에게 감사하고 싶다. Marsha Calhoun에게도 편집 의견에 대해 감사를 표하고 싶다. Pamela Robertson가 제공한 사진에 대해서도 깊은 감사를 보낸다. 또한 스튜디오와 지원을 제공해준 Jay Daniel에게도 감사하다. 실용적인 뉴런 해부학 자료를 제공해 준 Bill Garoutte의 기여도 감사하기 이를 데 없다. 이 책의 레이아웃, 조판에 기여한 Typecast의 Bill Turner, 표지 디자인에 기여한 Christine Dunhan과 Craig Bergquist에게도 감사를 표한다.

Eleanor Criswell

역자 서문

어릴 적부터 무용을 시작으로 통합예술 치료학 박사학위를 받은 후, 국내와 해외를 오가며 요가와 필라테스 연구에 매진했습니다. 지금은 대학에서 요가와 필라테스의 통합 움직임을 가르치고, 또 20여 년 간 전문센터를 운영하며 요가와 필라테스를 지도하고 있습니다. 하지만 오랜 기간의 지도자 생활에도 불구하고 마음 한 켠에는 채워지지 않는 공허함이 늘 있었습니다.

'무엇이 부족했을까? 요가에 대한 정성이 부족한 걸까? 아니면 이론과 기술?'
이런 생각에 이르자 저는 스스로를 더 매섭게 채찍질하기 시작했습니다. 그래서 휄든클라이스(Feldenkrais), 타말파(Tamalpa) 그리고 감각통합 치료인 센서리모터 테라피(sensorimotor therapy)도 모조리 공부하고 자격과정도 이수했습니다. 또 부족한 점을 탄탄히 다지기 위해 미국, 독일 등지를 다니면서 클래식 재활 필라테스 공부도 끊임없이 이어나갔습니다. 인도 수련을 다니면서는 요가 연구도 게을리하지 않았고요.

그렇게 열과 성을 다해 요가에 몰입하고 있을 때, 박사 논문의 주제로 소매틱 요가를 탐구하면서 이 책을 운명처럼 만났습니다. 그간 수많은 경전들과 전문서적을 보아 왔지만, 제 연구 범주에는 좀처럼 부합되지 않았을 뿐더러 다소 식상한 내용에 눈길도, 손길도 가지 않았습니다.

겉이 화려한 서적은 속이 텅 비어 있었고, 참신한 내용을 담은 책은 대중성이 없었습니다. 허나 외로운 우주를 떠도는 '정지혜'라는 소행성에게 한 줄기 빛처럼 찾아온 엘리노어 크리스웰(Eleanor Criswell)은 이 책 속에서 제 마음을 읽기라도 한 듯, 제가 말하고 싶은 것을 고스란히 그려내고 있었습니다.

초심자부터 상급자, 수련자부터 이론가에 이르기까지 모든 단계의 수련자들이 어렵지 않게 접근할 수 있도록 스토리가 잘 구성되어 있었습니다. 엘리노어 크리스웰이 마치 제 마음을 들여다보고 있는 듯했습니다.

전문가의 언어와 초심자의 경험담 모두 생생하게 그리고 있는 이 책은 빼어난 요기(전문 수련가)만을 위한 지도법을 설명하는 책이 아니며, 드라마틱한 요가 성장기도 아닙니다.

이 책은 지극히 감정적인 우리 '인간'이 자신의 결대로 수련해 나가는 삶의 기록, 그 자체입니다. 내면의 정신을 억누르고 다스리려고만 하기보다는 나에게 가장 잘 어울리는 방법으로 진정으로 나를 이해하고 다독일 때, 삶은 더 지혜로워지고 풍요로워집니다.

이 책은 수련의 경험이 많은 요기들에게는 내면의 정신을 바탕으로 한 동작을 명확하게 시각화해서 보여주고, 초심자들에게는 수련의 방향과 목적을 명확하게 제시해 풍부한 수련의 자원을 얻을 수 있게 해 줍니다.

"수련의 가치를 무제한으로 높여, 우리의 삶의 질을 더 높인다!"

이것이 바로 이 책에서 저자가 말하고자 하는 요가의 존재 가치이자 핵심입니다.

요가를 오랫동안 공부하고 수련해 온 저의 경우, 책을 읽는 내내 그

역자 서문

간 충분히 이해하고 실천하고 있던 내용들이었지만, 표현에 있어 망설였던 부분을 저자가 제 대신 속 시원히 말해주고 있다는 인상을 받았습니다.

이렇게 좋은 책을 만난 것에 저는 행복을 느꼈습니다. 그래서 제가 새롭게 알고, 느낀 점을 모든 이들과 나누고 싶다는 강한 열망에 사로잡혔습니다. 좋은 정보와 행복한 재료는 함께 나누는 순간 배가(倍加)되는 것이니까요.

먼저, 이 책을 남겨준 저자에게 감사의 마음을 전합니다. 번역의 과정은 예상한 것보다 훨씬 고되고 많은 노력을 필요로 했습니다. 곁에서 소중한 이들이 함께했기에 더욱 가치 있는 작업이 되었습니다. 같이 참여해준 사랑하는 나의 신랑, 응원과 지지를 아끼지 않은 우리 아들들에게 감사하며 나의 성장에 원동력을 불어넣어 주신 대구가톨릭대학교 박현옥 교수님, 검토에 보탬을 주신 김정명 교수님, 휄든클라이스코리아, 한국타말파 연구소, 한국커뮤니티 예술학회, 센서리 모토 테라피 연구소 임원진에게 감사드립니다.

대구가톨릭대학교 무용학과, 대구보건대 스포츠재활학과, 대구 위즈덤 요가&필라테스, 국제 클래식 필라테스협회의 교수님들과 회원님, 제자님 그리고 임원진들. 여러분의 도움으로 큰 힘을 받았습니다. 다시 한 번 감사의 인사드립니다. 또한 출판사인 대한미디어의 꼼꼼한 편집 덕분에 책의 완성도를 한 단계 높일 수 있었습니다. 감사합니다.

우리 인생에서 어떤 것도 한 번 이상 일어나지 않습니다. 어느 날, 어느 순간 맛보았던 환상적인 요리나 사랑하는 이와 함께 했던 즐거움은 반복되지 않습니다. 이와 마찬가지입니다. 가슴을 울리는 운명과도 같은 좋은 책을 만나는 것도 결코 흔한 일이 아닙니다.

세상에 반복되는 것은 아무것도 없고, 모든 것은 비할 바가 없이 그 것만의 의미를 가집니다. 나무 사이로 비치는 달빛도, 심지어 지금 이 글을 쓰는 순간도, 이 글을 읽는 당신도, 그리고 나 자신도. 모든 것은 유일한 것이고, 그래서 소중합니다.

누구나 이 책을 꼭 껴안을 수 있기를 바라며, 이 책을 접하는 모든 분들께 한없이 다정한 인사를 건넵니다.

"나마스테"

정 지 혜

제1부

입문

1
입문

    새로운 길에 들어서기! 그곳에서 모든 갈증을 해소하는 치유의 샘이 샘솟는다! 거기에 불멸의 꽃이 핀다.
    모든 길에 기쁨으로 충만한 카펫이 깔려 있다! 가장 빠르고 달콤한 시간이 거기에 모여 있다.

Edwin Arnold

    나는 요가를 통해 내 평생 동안 거미줄로 흐려진 내 마음의 빈 공간에 눈을 뜨게 되었다. 요가를 통해 나는 더욱 젊어 지고 건강하며 활기를 유지할 것이다. 요가는 이전에 상상하지 못했던 자신감을 얻는데 도움이 되었고 앞으로 그럴 것이다. 요가는 내가 존재하는 내내 내가 내 자신을 찾는 데 도움이 되었고 앞으로도 계속될 것이다. 나는 우주의 창조자로서 아름다운 것을 창조하는 법을 배워야 한다.

요가 학생

요가는 산스크리트어로 yug다. Yug는 멍에 또는 합일(union)을 뜻한다. 요가는 기본적으로 자아가 우주의 참나와 통일 또는 재통일하는 것이다(이 통일은 우리가 스스로를 분리된 것으로 인식하기 때문에 필요한 것으로 보인다). 요가는 또한 정신적, 신체적 및 감정적으로 사람의 재통일을 의미하기도 한다. 궁극적인 의미에서 요가는 인류와 우주 또는 우주 의식 또는 절대자와의 통일을 가리킨다. 요가는 인간이 될 수 있는 것으로 진화할 수 있기 위한 인간의 체화된 존재에 대한 도야(심신을 닦음) 및 훈련이다. 요가는 소마(soma, 통일된 마음과 몸)를 더 개선할 수 있도록 신체적, 정신적 훈련 경험을 제공하고자 한다. 요가에는 여러 가지 접근법이 있다.

요가 선택(자신에게 적합한 "방법")

어떤 요가를 선택할까? 많은 종류의 요가가 있기 때문에 사람마다 수행하는 요가가 다르다. 왜 그럴까? 동양인이든 서양인이든 또는 교차 문화권에 있는 사람을 막론하고 어느 누구도 똑같은 요가를 할 수는 없다. 요가에는 고전적, 현대적, 절충적 등 다양한 형태가 있다. 구루(guru, 지도자)와 함께 수행하는 학생도 있고 혼자서 수행하는 학생도 있다. 많은 방법이 있기 때문에 자신의 내적 존재를 가장 잘 반영하는 방법을 찾는 것이 중요하다.

　요가에 대한 접근법에는 하타(Hatha), 라자(Raja), 즈나나(Jnana), 카르마(Karma) 및 박티(Bhakti) 요가 등이 있다. 하타 요가는 신체 훈련을 사용하는 접근법이다. 라자 요가는 정신 훈련을 사용하는 접근법이다. 즈나나는 요가 방법으로 지식을 강조한다. 카르마 요가는 속세에서의 행동, 즉 이타적 봉사를 전문으로 한다. 박티는 사랑과 헌신의 방법으로 간주된다. 이 모두 소외된 존재 상태를 벗어나 현실적인 존재와의 일체감을 되찾으려는 시도들이다(아트만이 브라만과 재결합했다).

　차우드리(Chaudhuri)는 기원전 5세기부터 서기 18세기까지 진화한 요가 수련법을 호흡 조절의 요가(하타), 마음 조절의 요가(라자), 행동의 요가(카르마), 사랑의 요가(박티), 지식의 요가(즈나나), 존재-에너지의 요가(쿤달리니), 통합 의식의 요가(푸라) 등으로 열거하였다. 그에 따르면 "위에서 제시한 모든 자기 훈련의 궁극적인 목표는 초월적 차원에서 무한한 존재와의 일체라는 참나와의 더 없이 행복한 합일이다." 그들은 접근법은 다르지만 모두 자아실현과 자아 초월을 수련하는 것이다. Chaudhuri의 "통합 요가" 개념에서는 자아의 발달을 넘어서 사회 발전을 위해 그러한 자아를 사용하는 것으로 이동할 필요성을 강조했다.

통합 요가는 초월과 속세 참여 사이의 간극을 메운다. Chaudhuri는 삼매를 "자유, 불멸, 주체-객체 이분법의 초월, 이루 말로 다 표현할 수 없는 더 없는 행복, 의식의 무한한 확장"의 경험으로 설명했다(1975, 246p). 자아실현 직후에는 짧은 비활동 기간이 존재하고 이어서 새로운 종류의 행동이 뒤따른다. 존재-에너지로 추동되는 이 행동은 여러분이 인식하는 운명과 함께 사용된다. Chaudhuri는 "이 진정한 자아실현의 확실한 표시야말로 우주적 안녕에 대한 개인의 사심 없는 헌신일 것이다"(252 p)라고 했다.

소매틱 요가란?

이 책에서 소개하는 요가는 마음-몸 통일을 목적으로 하기 때문에 소매틱이라고 한다. 이 요가에서는 라자 요가 수행과 결합된 하타 요가 수행을 사용한다. 이 요가에는 정신생리학 원리, 인식 기법, 가시화 연습 등이 담겨 있다. 이 요가는 또한 수행의 실제 효과에 대한 바이오피드백 연구 문헌에서 많이 인용된다. 이 요가는 일상생활의 모든 경험 동안 마음과 몸의 통합 강화를 목표로 하는 복합 요가다. 현대에 맞는 이 요가는 일상 활동과 라이프스타일과 조화되도록 고안되었다.

소매틱 요가는 사람의 마음, 몸 및 정신의 진화와 관련이 있다. 소매틱 요가는 주로 생활 속의 일 또는 운명을 감지하는 데 주로 초점을 둔다. 다양한 수행을 통해 내부의 지혜나 지침에서 발현되는 점점 더 많은 메시지에 귀를 기울일 수 있다.

요가 스승

요가 스승이 있다면 정말로 효과적이다. 요가 수행을 명상으로 시작했을 당시 나는 켄터키에 살고 있었다. 아주 오래 전 일이다. 나에게는 책 밖에 없었고 내가 더울 때나 추울 때 나에게 말해주는 내적 반응은 내 내면의 스승이었다. 내가 그 당시 사용한 것은 내면의 스승이었다. Ram Das가 'Be Here Now'라는 책에서 지적했듯이, 실제로 스승이 있을 필요는 없다. 구루가 옆에 있을 수도, 멀리 떨어져 있을 수도 또는 더 이상 살고 있지 않을 수도 있다. 스승이 누구인지 또는 스승이 있는지 여부 조차 알 필요가 없다. 어느 스승을 막론하고 여전히 여러분을 도와줄 것이다. 현재든 과거든 다양한 스승에게 마음이 끌린다면 그러한 스승이 여러분을 직접 또는 간접적으로 돕고 있을 가능성이 크다.

준비가 되면 구루 또는 스승이 나타난다는 속담이 있다. 세상을 방황할 필요가 없다. 스승이 찾아올 것이기 때문이다. 사실, 구루를 찾는 대신에 수행에 집중하고 있으면 그런 일이 일어날 가능성이 더 높다. 준비가 되면 일어날 것이다. 구루 또는 스승이 여러분이 살고 있는 곳을 방문할 수도 있고 여러분이 그가 살고 있는 곳을 방문할 수도 있다. 여러분이 그에게 끌린다고 느끼면 그가 진정으로 여러분, 가장 내면의 여러분과 소통하는 것처럼 보인다면 아마도 여러분은 그의 초대를 받고 싶을 수도 있다. 입회식에서 그가 여러분에게 개인적인 만트라(성스러운 말) 또는 기타 전문적인 수행을 제공할 수 있다. 이것이 요가 발전을 위해 절대적으로 필요한 것은 아니다. 하지만 수행과 발전을 용이하게 하는 것으로 보인다. 신성한 존재에 복종할 때 발생하는 특별한 효과가 있는 것처럼 보인다. 그렇더라도 어떠한 상황에서도 상식을 유지해야 한다. 스승의 지시를 신중하게 평가하라.

대학 교수로서 나는 많은 요가 오리엔테이션에서 수행을 제공할 필요성을 느낀다. 나에게 적합한 구루라면 이러한 모든 측면을 존중하고 그의 가르침에 이를 포함할 것이다.

Esalen Institute의 공동 설립자이자 미스틱 선수인 Michael Murphy는 현대의 사다나(sadhana, 영적 수행)가 다양한 지향성을 지닌 측면들을 포함한 절충식이라고 생각한다. 일부 구루는 반대되는 견해를 주장한다. 그들은 너무 광범위하게 찾다 보면 수박 겉핥기 식으로 우물을 파는 것과 같이 절대로 깊이 있게 도달하지 못한다고 생각한다.

책을 스승으로, 친구를 스승으로 활용할 수 있다. 심지어 일선 요가 스승도 구루 역할을 할 수 있다. 중요한 것은 내면의 반응에 열려 있고 귀를 기울이며 생산적으로 보이는 그러한 수행을 통합하는 것이다. 여러분에게 증명이 된 수행은 여러분 생활방식의 일부가 될 수 있다.

결론적으로, 나는 우리가 인도의 요가 수행자가 될 필요도 없고 될 수도 없다고 생각한다. 문화적 차이와 번역은 완벽할 수 없다. 이에 문화적 차이로 인한 근원적인 장벽을 고려할 때, 우리는 우리의 몸, 우리의 필요성 및 우리의 문화에 더 적합한 우리 자신만의 요가를 발전시킬 수 있다.

올바른 구루가 첼라(학생)에게 미치는 영향

"구루는 의식 속에서 신성한 자유를 경험하고 그것을 달성하는 것의 의미를 알고 있다"(Wood, 1962, 12p). 아주 좋게 얘기해서 구루는 고도로 진화한 존재이다. 때때로 그는 어떤 수준의 깨우침을 얻어 그 은총 덕분에 여러분이 자신의 발전을 시작하거나 계속하는 데 사용할 수 있는 일부 접근법을 여러분에게 보여줄 수 있다. 구루는 모범을 보이고 여러분은 할 수 있는 데까지 그를 따를 것이다. 일부 사람들에게는 이런 종류의 과정이 매우 효과적이다. 특정 발전 단계에 있는 초보자와 의존적 성격인 사람은 구루에게 자연히 끌리는 것 같다. 구루나 교사와 함께 할 경우 요가를 가장 잘 배울 수는 있지만, 최종적으로는 여러분이 여러분의 스승이다. 가르침과 가르침에 대한 몸의 반응에 귀를 기울인다면 자신만의 해석을 자신의 라이프스타일에 적용하게 될 것이다.

자신에 맞는 스승과 함께 있을 때, 자기 내면에서 특별한 반응을 느낄 것이다. 이것을 정신 촉진(quickening)이라고 한다. 그것은 몸 안에서 부드럽고 섬세한 진동으로, 온화하게 높은 온도로, 기분 상승으로 발현된다. 요약하자면, 변화된 의식 상태를 경험한다. 구루 앞에서 이것을 경험하기 전에는 이것이 어떻게 그렇게 될 수 있는가에 대해 머리 속으로만 이해할 수 있었다. 구루와의 이러한 만남 동안 아마도 프라나(에너지) 교환이 있을 것이다. 에너지를 공감적으로 공명하거나 실제적으로 수용/인식한다. 그러한 에너지 교환이 실제로 발생하는 경우, 그것을 기술적으로 절대 측정할 수 없다. 과학자들이 점점 더 미묘한 형태의 에너지를 탐구 중이므로 열린 마음을 유지하자. 아마도 그들은 언젠가 이러한 주관적인 경험을 인정할 것이다.

성숙한 영적 인도자(구루)는 제자가 감정적으로 자신에게 집착하도록 해서는 안 된다. 그가 할 주된 일은 제자가 자신의 무의식적인 영혼 안에서 신성한 구루를 발견하도록 돕는 것이다. 제자가 자기 발로 서는 법을 배워 궁극적인 목표로 인도하는 올바른

입문

길을 걸어갈 수 있게 됨에 따라 구루는 품위 있게 헤어짐으로써 제자를 그와의 감정적 유대로부터 해방시킨다. 강력한 (싯다) 구루는 어느 누구도 심지어 학자, 철학자, 정신과의사조차도 줄 수 없는 뭔가를 제공할 수 있다. 그는 잠재된 심리학 에너지를 깨우거나 제자에게 숨어 있는 영적 불꽃을 점화시키는 초월적 사랑의 힘을 소통하거나 전달할 수 있다(Chaudhuri, 1975, 254p).

그것은 깨달을 때 고전압 전하처럼 느껴진다. 그것은 정신적 자각을 촉진한다. 제자를 해방하는 것이 다음 단계다. 구루 의존적인 자아실현은 답이 될 수 없다. 하지만, 어떤 이들은 독립적인 삶에 전혀 맞지 않을 수 있다. 자신의 진정한 참나가 자신의 궁극적인 구루다.

Chaudhuri(1975)는 의식이 인간 신경계 진화의 결과물이라고 생각한다. 인간은 계속해서 진화하기 때문에 존재에 대해 이해할 수 있는 단계로 도약할 수 있게 된다. 그 지점에서 인간은 존재와 하나됨의 상태를 경험한다. Chaudhuri는 요가 수행자의 다양한 신비적 경험을 (1) 초경험적인(경험을 넘어선) 주체로서 참나에 대한 경험, (2) 주체-객체를 넘어선 순수한 초월로서 참나에 대한 경험, (3) 모든 존재의 창의적 토대에 대한 경험, (4) 모든 존재의 하나됨에 대한 경험, (5) 영원한 그대에 대한 경험, (6) 초월적 존재-에너지에 대한 경험 등으로 제시하였다.

다양한 사람들이 다양한 목적을 위해 요가를 사용한다. 어떤 사람들은 정신적 발달에 관심이 있다. 그들의 관심은 주로 정신적 문화를 위한 요가에 있다. 또 어떤 사람들은 신체적 자아에 대한 효과 때문에 요가에 관심이 있다. 그들은 신체적 문화주의자로 간주될 수 있다. 자신의 기본적인 심리 유형의 필요성에 맞기만 한다면 어느 방향이든 타당하다. 요

효과적인 요가 방법: 소매틱 요가 입문

가는 카페와 같다. 자신에게 맞는 것을 취해야 한다. 맞지 않는 것 때문에 불안해 할 필요가 없다. 수업 동안에 크리야 요가 정화 수행이라는 주제로 이야기하면서 나는 학생들이 나의 발전에서 가장 논리적인 것을 발견하리라고 생각치 못했다고 자주 말했다. 최근, 나는 내 학생 가운데 하나가 호흡과 명상이 어떻게 촉진되었는지 이야기하면서 이러한 수행의 경이로움에 대해 다시 언급하는 것을 들은 바 있다. 이러한 크리야 요가 수행은 그 당시 캘리포니아에서 거주하던 훌륭한 구루가 가르쳤다. 나는 어느 순간에 이러한 수행조차도 내 사다나의 일부가 될 수 있음을 깨달을 수 있었다.

자신에게 맞는 요가를 찾으려면 다음과 같은 규칙을 따라야 한다. 자신과 자신이 끌리는 것에 주의 깊게 들어라. 우리는 외부 명령의 소음 속에서 우리 내면의 지시를 간과하는 경우가 많기 때문에 반복해서 듣는 연습을 해야 한다. 접근법을 시작하는 것, 접근법의 기본 원칙을 배우는 것, 접근법을 떠나서 진화하는 것 – 이 모든 것은 자신만의 요가를 발견하는 과정의 일부다. 때때로, 독특한 경로를 따를 때에는, 발달 과정에서 이전에 탐구했던 방법으로 돌아온다. 탐구를 통해 여러분은 이전 수행에 대해 더 깊게 이해하게 된다. 여러 가지 수행을 통일할 경우 그러한 수행은 개인 접근법으로 통합될 것이다.

요가는 경로이자 길이자 라이프스타일이다. 요가를 통해 전체 유기체의 기능을 정상화할 수 있다. 몸, 마음 및 감정이 조화와 균형을 이루게 된다. 항상성으로 돌아간다. 요가 수행(신체적 움직임, 정신적 훈련, 호흡 패턴)은 지속적인 수준의 평형 또는 일시적인 재 균형 수단을 제공한다. 요가는 삶을 위한 것이다.

요가의 핵심은 수행이다. 요가를 수행하는 사람들은 결과를 달성한다. 그것은 재능 있는 몇몇에게 국한되는 것이 아니라 하루 일정 시간을 성실하게 수행에 헌신하는 사람들에게 해당된다. 요가를 시작한 목표와 상관없이 충실하게 수행할 경우 많은 능력을 더욱 충분히 실현할 수 있을 것이다.

    요가는 또 다른 방식으로, 즉 연금술 과정으로 간주될 수 있다. 요가는 행동의 수정일 뿐만 아니라 몸 안에 있는 화학물질의 재조합이기도 하다. 몸 안에 있는 화학물질의 재조합을 통해 "기본" 자아가 더 훌륭하고 더 높은 자아로 바뀐다.

    요가는 개인적인 연금술 과정이다. 현대 화학의 전신이었고 아마도 연금술사의 의식을 발전시키기 위해 고안되었을 연금술은 비 귀금속으로부터 금을 만들기 위한 시도로 화학물질을 결합한 고대 관행이다. 요가를 통해 자아를 변화시킬 수 있다. 수행은 레시피와 같아서 이것 조금 저것 조금 섞는 것이다. 근육 노력, 특수 호흡 패턴을 통한 산소 및 이산화탄소 균형의 변화, 각 자세에서 쓰인 시간의 양(누적 효과), 중력 흐름의 차이 효과 등 이 모든 것은 자아 발전의 도가니에 기여한다. 식단의 화학적 조합도 기여한다. 환경은 몸이 해당 영양분을 어떻게 사용할지 결정한다. 점진적으로 여러분은 가장 건강하고 가장 신성한 자아로 거듭난다.

요가 일지

요가 일지를 작성하는 것이 좋다. 요가 일지에 통찰력, 경험 및 아이디어를 기록할 수 있다. 꿈은 여러분이 포착하고자 하는 영감과 발전의 또 다른 원천이다. 쓰기에 존재하는 언어 측면 때문에 여러분이 경험 자체와 유리되는 것은 아니다. 그것은 자기 발전의 중요한 측면을 더 의식하는 데 도움이 된다. 문자 커뮤니케이션을 통해 무의식이 여러분에게 말을 건네는 것이기 때문에 그것은 자신에 대해 더 많이 알 수 있는 방법이다.

　여러분이 요가 일지를 쓰기 시작하면 가고자 하는 길에 대해 더 많이 알게 된다. 즉, 경험이 여러분을 인도하는 과정이 전개될 것이다. 더 많은 꿈을 기억하기 시작할 것이다. 더 많은 통찰력을 얻게 될 것이다. 그것은 마치 자신의 어떤 측면이 그것이 인식됨을 알고 있는 것과 같다. 그러한 지혜가 실행되고 있는 것이다. 따라서 생각을 더 자주 하게 된다. 일지를 쓰면, 이를테면 펌프에 마중물을 부으면 여러분 안의 흐름이 촉진되고 창의력이 날개를 펼 것이다.

　요가 일지는 요가에 대한 사고를 모아주는 역할을 한다. 이러한 숙고는 비록 그것이 여러분 자신 대 여러분 자신에 대한 것일지라도 울림이 되어 다른 이와 공유된다. 어떤 이들은 요가를 비언어적으로 체험하는 것을 선호한다. 이에 해당하는 경우, 일지를 예술적 또는 시적 형태로 쓰는 것이 좋다. 어떤 형태를 선택하든 요가 일지는 행 효과에 대한 피드백 역할을 할 것이다. 또한 그런 식으로 접근할 경우에는 명상 경험의 역할도 한다. 요가 일지는 요가 경로를 따라 발전하고 있다는 느낌을 줄 것이다.

2
요가의 목표 또는 결과

에너지가 매우 넘치는 사람은 요가에서 빨리 성공할 수 있다.

Edwin Arnold

내 일상적인 요가의 목표는 하루에 약 1시간 요가를 하는 것이다. 대개의 경우 나는 전체 수업에서 하는 것과 동일한 워밍업과 자세를 따라 한다. 나는 대인관계 상황에서, 즉 불안하거나 초조하거나 놀란 상황에서 요가를 더 많이 활용하는데, 이것이 큰 도움이 되었다.

요가 학생

지금부터는 현대 심리학 연구 관점에서 요가 수행의 목표를 탐구할 것이다. 목표나 주장의 이면에 있는 실체를 볼 수 있도록 각각에 대해 부연 설명할 것이다. 내가 아는 요가 수행자들이 반드시 이러한 측면을 보여주는 것은 아니다. 각 요가 수행자는 인간이기 때문에 각자마다 성격 구조가 독특하다. 요가의 궁극적인 목표는 우주 만물과의 합일이다. Ernest는 〈Yoga〉라는 책에서 대부분의 요가 지망생들이 궁극적인 목표를 미루는 성향이 있다고 했다. 그 빛이 길을 비춘다는 것을 알면서도 그들은 덜 중요한 목표와 씨름한다. 요가 수행의 덜 중요한 목표는 마음과 가슴의 평화; 의지, 사랑 및 지능의 힘; 마음이 몸과 몸 바깥 세계에 미치는 직접적인 영향; 다양한 종류의 정신 능력; 마음의 조절과 집중력; 감정 조절(걱정, 자부심, 분노, 두려움, 성욕 및 욕심의 제거); 신체 건강, 탄력, 아름다움 및 수명; 심신 위험 및 문제의 예방 및 제거 등이다(Wood, 1959, 36p).

궁극적인 요가 목표가 우주적 의식, 궁극의 존재, 절대자 등과의 합일이지만, 다음과 같은 중간 목표나 이득도 가능하다.

1. ***마음의 평화.*** 명상 수행과 점진적인 심리적 시스템의 균형을 통해 마음의 불안과 집착을 어느 정도 진정시킬 수 있다. 이완을 통해 부교감신경계가 지배하게 된다. 부교감신경계는 뇌 전방 시상하부 활동 및 더 온화한 감정과 관련이 있다.

몇 년 전, 나는 가족과 함께 타를 탄 적이 있었다. 나는 뒷좌석에서 앞으로 기대고 있었다. 당시 내 나이는 14살이었다. 나는 엄마에게 내가 가장 원하는 것이 무엇인지 맞춰보라고 했다. 엄마는 14살인 내가 가장 원하는 것이 마음의 평화라는 것을 알고 놀랬는데 아마도 슬퍼했을 것이다. '마음의 평화'가 여러분이 원하는 것인지 여부는 모르겠다. 내가 알고 있는 많은 사람들은 그것을 달성하는 데 필요한 것이라면 무엇이라도 기꺼이 할 것이다. 요가는 엄청난 위안을 주며 내면의 평화를 달성하는 데 도움이 된다. 다른 사람에게 도움이 되려면 자신부터 시작해야 한다.

2. ***의지와 동기.*** 동기에 관한 이론이 많이 있다. 요가 탐구와 가장 관련성이 높은 것으로 보이는 이론은 망상 활성계에 의한 유기체의 활성화 및 각성과 관련이 있다.

Butter는 다음과 같이 말했다(1968, 138p).

항상성 조절이 외현적 행동을 수반할 때마다 우리는 해당 행

동이 동기부여 되었다고 말한다. 그러므로 동기 개념은 몸의 요구를 충족시키는 행동 조정을 말한다. 많은 내적 욕구에 따라 특정한 동기나 추진력이 있는 것으로 가정된다. 관습적으로 충동은 욕구로부터 발생하고 먹거나 마시는 것(내적 상태를 조절하는 시상하부 메커니즘에 의해 매개되는)과 같은 성취 반응을 유발하는 내적 상태로 여겨진다.

지속적인 요가 수행 동안 깨달을 수 있는 한 가지는 목표 수립과 달성 능력의 향상이다.

3. *사랑.* 요가 수행 과정에서 깨달을 수 있는 한 가지는 사랑할 수 있는 능력의 향상이다. 이것을 살면서 특별한 사람 또는 일반적인 사람을 대상으로 이것을 깨달을 수 있다. 심지어 환경과 환경 속 물체에 대해서도 사랑을 느낄 수 있다. 삶에 대한 사랑도 향상될 수 있다. 자신을 사랑하는 능력도 커졌다는 것을 알 수 있다.

사랑의 감정을 더 많이 경험할 수 있는 한 가지 이유는 즐거운 감정의 특징인 부교감신경계의 지배로 바뀐 것과 관련이 있다. 또한 에고 경계가 줄어든 느낌과 사람 또는 물체와의 통합 느낌도 경험할 것이다. 이러한 혼합을 통해 친족의 느낌과 사람이나 물체에 내재하는 아름다움이 나타난다. 고마움을 느끼는 경우도 많다.

4. *지능 향상.* 지능은 정의하기가 어렵다. 지능은 본질적으로 사회에서 효과적으로 기능하는 능력이다. 효과적인 지능을 향상시키려면 마음을 활동적으로 유지해야 한다. 요가를 통해 뇌 순환을 향상시키는 생

리적 경험을 제공할 수 있다. 요가는 뇌 영양을 촉진한다. 우리가 언급한 집중력 훈련을 통해 정신 역량을 더욱 효과적으로 사용할 수 있다. 우리가 정신 역량을 적게 사용한다는 것은 자주 언급되는 사실이다.

5. **정신 역량.** 오랫동안 요가 수련자들은 정신적 경험에 대해 보고했다. 그들이 보고한 경험은 텔레파시 경험부터 염력 경험까지 다양하다. 여러분은 아마도 정신 능력의 급격한 변화를 경험하지 못하겠지만 타인에 대한 공감 반응 향상, 타인이 생각하고 있는 것에 대한 이해력 제고, 또는 사건이 발생하기 전 사건 흐름에 대한 통찰력 향상과 같은 것들을 경험할 수 있다.

6. **집중력.** 우리 문화와 교육 시스템에서 우리는 집중력이나 주의력을 거의 가르치지 않는다. 자발적으로 배우는 사람들이 많으며 일부가 배우는 집중력 향상 방법은 부실하다. 자기 마음에 집중하고 집중력을 키우는 방법을 배우는 것은 귀중한 경험이다. 요가 수행은 생리적, 심리적으로 모두 집중력 기술을 발전시키는 데 도움이 된다.

7. **감정 조절.** 많은 사람들은 자신의 감정을 더 강하고 진정성 있게 경험하는 방법을 배우고자 노력한다. 하지만 감정을 조절하는 것이 매우 중요해지는 상황들이 있다. 짜증과 분노를 줄이고, 마음의 평화를 유지하고, 행복한 상태로 더 많은 시간을 보내면 자신의 건강과 타인의 건강 및 행복을 촉진할 수 있다. 요가는 부교감신경계 상태로의 이동 능력 때문에 감정 조절에 도움이 되는 도구이다.

8. ***신체 건강, 탄력, 아름다움 및 장수.*** 요가 수행을 하다 보면 전반적인 건강 상태의 변화를 알 수 있을 것이다. 아마도 특정 기간 동안 질병 발생 횟수가 줄어든다는 것을 알 수 있게 될 것이다. 따라서 잠시 동안 요가를 그만 둘 경우 질병이 증가할 가능성이 아주 높아진다. 탄력(유연성) 증가는 지속적인 요가 수행 시 매우 주목할 만한 특징이다. 처음 요가를 시작할 때 수행 동안과 후에 상당한 경직과 고통이 동반될 것이다. 자세에 점점 더 익숙해지면서 탄력 증가를 깨닫게 될 것이다. 이러한 유연성 증가는 자세를 수행하는 동안과 다른 동작을 하는 날에 두드러질 것이다. 한 동안 자세 연습을 중단하면 다시 경직될 것이다. 자세 수행을 다시 시작하면 탄력이 금세 원래대로 돌아오는 것을 알게 될 것이다.

요가를 규칙적으로 수행할 경우 자연미가 향상될 것이다. 관찰 가능한 수준으로 피부 톤이 바뀔 것이다. 잡티가 점차 줄어들 것이다. 다른 사람들이 여러분의 건강이 좋아졌다고 말할 것이다. 또한, 손톱과 모발의 결이 향상될 것이다. 체중이 정상으로 돌아올 것이다. 과체중인 사람은 체중이 줄고 저체중인 사람은 체중이 늘 것이다. 더 행복하고 자신에 대해 더 만족해 함에 따라 얼굴 표정이 더 사랑스러워질 것이다.

장수가 요가의 결과인지 여부는 아직 입증되지 않았다. 고급 요가 수행자들이 장수를 누리지만 삼매로 들어가기로 선택할 때 죽는 시간을 선택한다고 한다. 우리가 언급할 수 있는 것은 요가 수행자가 세상에서 더 나은 건강과 이동성으로 자신의 삶을 영위할 가능성이 높다는 것이다. 요가 수행은 노화 효과를 지연시킨다고 한다. 이것이 장기간 요가 수행자가 더 기운찬 활력으로 행동하는 이유이다.

9. *심신 위험과 문제의 예방 및 제거.* 심신의 질병은 심리적 요소로 인한 신체적인 문제이다. 행동이나 심리 상태의 결과는 시간이 지남에 따라 생리적 상태에 영향을 미친다. 심신 불편에는 천식, 다양한 종류의 두통, 위장 장애, 고혈압 등이 포함된다고 한다. 이 중 많은 것은 장기간 스트레스에 대해 몸이 반응한 결과다. 요가 수행을 통해 부교감신경계 지배, 유지 및 수리 시스템, 항상성으로 이동할 수 있다. 이러한 이동은 스트레스 상태에서 이완 상태로 바뀌는 것이다. 스트레스 후 항상성으로 좀 더 용이하게 복귀하면 심신 불편을 초래하는 장기간 스트레스 상태에 머무르지 않을 가능성이 높아진다. 따라서 요가 수행을 통해 심신 장애를 예방하는 신체 건강 상태를 유지할 수 있을 것이다. 또한, 항상성 훈련을 통해 기존의 심신 불편에 기여했던 요인들이 줄어들 것이다.

요가 수행 시 금기사항

요가 수행 시 금기사항은 요가에 도움이 되지 않는 상황과 관련이 있다. 정신질환 또는 경계성 성격장애인 사람들에게는 그들이 개발한 생리적 방어수단을 낮춤으로써 환각 경험을 조장할 수 있다.

요가는 일부 사람들에게 해리성 정신장애 경험을 초래할 수 있다. 해리(연속되는 의식의 단절)할 수 있는 것이 특정 상황에서는 가치 있지만 경계하고 경험과 연결될 수 있는 것도 똑같이 가치가 있다. 움츠러드는 성향이 있는 사람들은 집중적인 명상 기간 때문에 그 방향으로 심화될 수 있다. Chaudhuri(1975)는 요가의 경로에 따르는 위험을 (1) 극단적인 내향성 위험, (2) 정신적 쾌락주의 또는 폭식 위험, (3) 퇴행 위험, (4) 구루에 대한 감정 집착 위험, (5) 자해 위험 등으로 열거했다.

요가 수행의 바람직한 요법과 금기사항의 논의를 통해 여러분은 이

요가의 목표 또는 결과

제 예상할 수 있는 것에 대해 완전하게 알게 되었다. 이를 염두에 두고 자신에게 또는 여러분이 치유하는 다른 사람에게 요가가 적절한지 여부를 결정할 수 있다. 너무 목표 의식적이 되지 않고 그러한 이점에 대한 인식 강화를 통해 한 단계 발전할 수 있도록 요가의 이점을 터득하는 것이 중요하다.

3
야마(yamas): 피해야 할 것

조화롭고 평화로운 환경 없이는 만족스러운 정신적 성장을 기대할 수 없다. 사회적 활동 범위에 속하는 사람들과 지속적으로 마찰이 있는 경우에는 사회적 지위, 신체적 능력 및 정신적 총명함이 행복을 지속시키는 데 아무 소용이 없다. 윤리적-종교적 개념은 불완전하고 불충분하게 형성되더라도 인간과 사회의 유기적 관계를 강조하는 한 적어도 조금의 가치를 지닌다. Patanjali에 따르면, 진정한 자아의 책무로서 설명할 수 있는 10가지 기본적인 윤리적-종교적 원칙이 존재한다.

Haridas Chudhuri

매우 사적이고 내면적 수행인 요가가 내가 열린 마음으로 타인을 수용하는 데 큰 도움이 된다는 것은 어찌 보면 이상한 일이다.

수업에 들어갈 때 나는 도시풍으로 차려 입고 빨리 걷고 너무 개인적이지 않고 조심스럽게 행동한다. 어김없이 요가 수업 중이나 후에 나는 내 주변 사람들과 훨씬 더 많은 동료애를 느낀다.

이완과 경계의 신체적 이점 때문에 나는 이러한 태도가 내 일상생활의 가장 지속적이고 중요한 측면이라고 생각한다. 전체 학기 내내 타인에 대한 이러한 개방성과 접근성은 새로운 문을 여는 진정한 열쇠였다.

요가 학생

요가를 배우기 시작할 경우, 야마(yamas)와 니야마(niyamas)를 이해하는 것이 중요하다. 야마(자제) 는 피해야 할 행동과 관련이 있다. 행동만이 아니라 관련 생각도 피해야 한다. 니야마는 준수다. 즉, 해야 하고 따라야 할 10가지 규칙이다. 집중력이 강화되면 행동의 효율성이 증대된다. 집중력이 높아지고, 에너지가 넘치고, 통합적이 될 때 이것은 여러분의 목표에 따라 긍정적 또는 부정적 영향을 미칠 수 있다.

야마와 니야마에 접근하는 방법에는 그것을 따르기로 결정하거나 그 방향으로 진화하기로 결정하느냐와 같이 두 가지 방법이 있다. 좋은 의도이지만 첫 번째 접근법은 현실적으로 실패할 것이 뻔하다. 왜 그럴까? 그것을 따르기로 결정했을 때, 그것이 일반적인 행동과 동떨어지면, 그에 대한 경험이 거의 없다면 규칙을 일관되게 기억하기가 어렵다. 새해 결심은 좋은 의도이긴 하지만 작심삼일에 불과한 경우가 많다. 합리적인 새해 결심을 세우는 사람은 드물며 그것을 유지하는 사람은 더욱 더 드물다.

두 번째 접근법은 무엇일까? 두 번째 접근법은 더 자연스럽다. 심리적으로는 금방 바뀔 수 있지만 생리적으로는 그렇지 못하다. 근 긴장과 내분비 균형, 뇌파, 관심 집중은 신체 수행을 통해 바꿀 수 있다. 생리(요가 수행자의 몸)가 바뀌면 행동도 바뀔 것이다. 이완하고, 집중하며, 자족할 때 조심스럽게 의도를 기억할 필요가 없다. 진정한 욕구에 따라 최대한 자연스럽게 행동하기만 하면 된다. 야마와 니야마를 염두에 둘 수 있으나 이를 준수하기 위해 의식적으로 노력할 필요는 없다.

먼저 야마 또는 자제에 대해 살펴보자. 야마에는 (a) 부상 금지 (b) 거짓 금지 (c) 절도 금지 (d) 금욕 (e) 탐욕 금지 등이 포함된다. 각각은 무슨 의미일까? 모두가 의미하는 바는 몇 가지 개념의 도움으로 가장 잘 이해할 수 있다. 첫 번째 개념은 카르마 법칙이다. 카르마는 인과법칙을

야마(yamas): 피해야 할 것

말한다. 여러분이 하는 행동이 여러분에게서 발산되는 것처럼 그러한 행동은 돌아와서 언젠가 여러분에게 영향을 미칠 것이다. 두 번째 개념은 특정 행동이 그 당시 의식 상태 혹은 심리생리 상태에 영향을 미치는 방법과 관련이 있다.

부상 금지

첫 번째 야마는 생각, 말 또는 행동으로 생명체를 다치지 않게 하는 것을 가리킨다. 식단 및 라이프스타일, 개인 및 대인관계 상호작용, 일과 놀이 등은 부상 금지를 수행해야 하는 분야다. 식물에서 저절로 떨어지지 않는 열매를 먹지 않는 식단은 극단적인 예에 속한다.

하지만, 수행이 아무리 강렬하거나 극적이거나 극단적이더라도 이러한 금지는 주로 카르마와 관련이 있다. 카르마는 긍정적이든 부정적이든 궁극적으로 여러분에게 돌아와 영향을 미치는 행동을 말한다. 생리학적, 심리학적으로 해로운 행동에 참여한 영향이 교감신경계 지배 상태에서 여러분에게 미친다. 교감신경계 상태에는 생화학적 변화(아드레날린 및 노르아드레날린), 전기화학적 변화, 근 긴장 변화 등이 포함된다. 전신 효과는 최초 자극 후 몇 시간 동안 지속된다. 이러한 이유 때문에 타인에 부상을 입힌 개인적인 대가는 종종 그럴 만한 가치가 없는 것으로 간주된다.

거짓 금지

다른 규칙과 마찬가지로 이것도 업보 및 생리학적 함의가 있다. 부메랑 효과인 카르마 법칙은 자신의 행동이 되돌아와 자신에게 나타난다는 것을 말한다. 여러분이 신뢰할 수 없으면 여러분에게 신뢰할 수 없는 일이 초래될 것이다. 여러분은 여러분이 타인을 신뢰할 수 있는지 여부를 모를 것이다. 여러분이 스스로를 신뢰할 수 없다는 것을 알고 있다면 따라서 타인도 똑같이 신뢰할 수 없을 것이다.

비신의의 생리적 영향은 무엇일까? 비신의에 대한 몸의 반응에는 2가지 요인이 작용한다. 첫 번째, 가장 즉각적인 영향은 대부분의 사람들이 거짓말을 할 때 나타나는 생리적 반응과 관련이 있다. 그것이 거짓말 탐지기 또는 약물탐지기를 사용하게 된 기원이다. 이 경우에서와 같이 민감하고 반응적인 약물탐지기는 피층 전기 반응의 변화를 측정하는 데 사용되며, 이러한 변화는 각성 또는 흥분을 초래한다. 각성의 변화에는 교감신경계 활동의 증가가 동반된다. 교감신경계 활동의 이러한 변화 또한 지향 반사, 즉 새로운 자극에 대한 반사 반응을 동반한다. 대부분의 사람들은 거짓말에 대해 심리생리적으로 반응하지만 일부 사람들은 그렇지 않다.

일단 거짓말을 했다면 그것을 기억해야 한다. 때로는 여러 가지 거짓말을 해야 한다. 추가적인 거짓말은 일관성을 보장하기 위한 의도다. 그런 다음 바짝 긴장한 채로 남아있어야 한다. 향후 어느 때라도 조작된 진실을 기억할 수 있어야 한다. 지속적인 요가 수행에 참여하는 경우에는, 자신이 진실의 참 버전에 더 가까이 머물러 있음을 알게 될 것이다.

중추 신경계는 새로운 자극을 필요로 한다. 유기체는 항상 새로운 자극을 추구한다. 유기체는 주변 자극의 모든 변화에 민감하다. 이러한 민감성은 매칭 시스템처럼 보이는 형태를 띤다. 매칭 시스템은 진실의 내부 모델을 외부 진실과 비교한다. 차이가 있을 경우에는 유기체에게 경보를 발동한다. 유기체는 지향 반사(짧은 교감신경계 활성화)에 의해 더 큰 각성, 더 큰 경계 방향으로 이동한다. 이러한 효과는 그 후 몇 시간

야마(yamas): 피해야 할 것

동안 지속된다. 거짓말은 실제 상황과 조작된 상황 사이 명백한 불일치다. 인위적인 불일치는 유기체의 경각심을 유발한다. 거짓말을 하는 사람은 진실된 정보를 알고 고의적으로 거짓 정보로 대체한다.

요가는 점점 더 조용하고 이완되려고 하는 시도이다. 이것은 부교감신경계 지배로의 이동이다. 요가 수행자에게 교감신경계 방출을 유발하는 생각, 단어 또는 행위에서의 거짓은 득보다 해가 더 크다.

절도 금지

절도는 자신의 것이 아닌 것을 훔치는 것을 말한다. 이것은 생각, 단어 또는 행위를 훔치는 것을 의미한다. 그것은 업보적으로 또는 정신생리학적으로 절도에 관여한 사람에게 가해지는 대가에서 알 수 있다. 다양한 이유로 요가 수행자들은 절도 금지를 실천한다. 업보 차원에서 볼 때, 자신의 것이 아닌 것을 취한다는 것은 조만간 같은 대우를 받을 것임을 의미한다. 그것은 여러분이 도둑들의 세상에서 살고 있다는 뜻이다. 왜냐하면 그것이 여러분이 타인에게 투사하는 종류의 태도이기 때문이다. 그것이 여러분이 인간을 아는 유일한 방법이다. 타인이 여러분의 것을 훔치는 것을 항상 경계해야 할 것이다. 이것은 경계 필요성 때문에 높은 스트레스 상태에 있다는 것을 의미한다.

생리적 차원에서, 도둑은 도둑질하는 동안 다양한 생리적 변화를 겪는다. 그런 다음 훔친 물건을 숨기고 잡히지 않으려는 데 관심이 있다. 소유한 것이 그의 삶의 일부가 아니며, 자연적인 방법으로 그에게 오지 않았으며, 심지어 그의 라이프스타일에도 맞지 않을 수 있다는 인식을 하게 된다. 낯선 물건이 불편하게 느껴진다. 이 모든 것은 그가 물건을 다룰 때마다 정도 차이는 있지만 교감신경계 지배 상태를 초래한다. 요가 수행자에게 이것은 초과 수화물이나 다름없다. 그런 경우에는 편안하고 느긋한 삶과 환경과의 조화와 같이 그가 원하는 상태와 멀어지게 된다. 그것은 또한 다른 야마와 욕심과 같은 니야마의 영향을 강화시킨다.

금욕

긍정적으로 들릴지 모르겠지만 야마는 실제로 금욕과 같은 부정적 상태를 가리킨다. 현대의 요가 학생들은 요가의 성행위 반대 입장이 문화적인 것에 기원한다는 점을 경계할 필요가 있다. 가장 급진적으로 표현하자면, 정신적 수행은 아마도 성적 에너지를 보존함으로써 금욕을 강화하는 처방일 것이다. 이 야마는 대신에 더 높은 의식을 획득하는 데에만 사용해야 할 성적 에너지가 낭비되지 않도록 고안되었다. 전통에 따르면 성적 에너지를 정신적 에너지로 변환하면 쿤달리니가 증가하고 의식이 제고된다고 한다.

물론 이러한 금욕 전통은 4가지 삶 단계의 힌두교 전통과 연결되어 있으며 세대주의 단계에서 세대주의 역할을 포기한 성자의 단계로 이동한다는 사실과도 관련이 있다. 남편, 아버지 및 부양자의 역할은 모두 동시에 끝났다. 아내와 직업을 버리고 성적 역할도 포기했다. 그것은 인간의 삶의 마지막 단계인 열반과 죽음을 향한 여정의 시작이었다. 그리고 이 고귀한 열망을 가로막는 것은 아무것도 없어야 한다.

그러나 인도 문화의 전통적인 규제를 벗어난 사람들의 경우에는 이 야마가 거의 의미가 없다. 요가의 길을 계속 가려면 친구, 아이, 가정 및 직업을 포기해야 할까? 정신적 수행이라는 야마에서는 자신의 삶을 위해 규칙에 입각한 수련을 선택한 것으로 가정하는데, 이것은 자신의 내적 발전을 자신의 대인관계 및 직업생활과의 균형을 통해 달성할 수 있다. 우리 문화에서는 이 야마를 난혼 방지라고 생각하는 것이 가장 좋다.

야마(yamas): 피해야 할 것

성적 에너지를 절약하면 이러한 에너지가 더 높은 의식으로 전달된다는 개념은 근거가 없다. 금욕은 에너지를 "저장"하는 것이 아니라 고갈시키고 약화시킨다. 이것은 덜 중요하기 때문에 그다지 높지 않은 의식을 만들 것이다. 그러나 일부 사람들은 성적 금욕이 요가 생활에 대한 집중력을 높여준다고 주장하는 반면 또 어떤 사람들은 반대 주장을 하는 등 이 문제에 대해 상당한 논쟁이 존재한다.

일단 이 문제를 인도 문화 맥락에서 제거하면, 논란의 여지가 있을 수 있다. 이러한 분쟁은 아마도 개인적인 선호도 차이일 가능성이 크기 때문에 앞으로도 계속 그럴 것이다.

그러나 요가를 수행하기로 결정한 대부분의 비 인도인들에게는 성적 금욕이 전혀 문제가 되지 않는다. 사람들은 자신의 생리적 필요에 대해 순전히 긍정적인 태도로 요가의 길을 성실하게 추구할 수 있다. 소매틱 요가에서는 성적 표현을 건강하고 균형 잡힌 라이프스타일의 필수 부분으로 여긴다.

탐욕 금지

탐욕 금지는 사건을 있는 그대로 처리할 수 있는 능력을 말한다. 집착하지 않고 탐욕과 소유욕에서 벗어난 상태다.

모든 물체는 덧없다. 물체에 열정적으로 집착한다는 것은 덧없는 것에 집착한다는 의미다. 물체는 삶의 주요 목적에 대한 방해물이다. 물체는 사람을 애타게 하지만 그에 대한 집착은 그것이 사라질 때 슬픔만 불러올 것이다.

탐욕을 경험한 적이 있는가? 점점 더 많은 것을 원하면 절대로 채워지지 않을 것이다. 원하는 소유물을 얻으면 기쁨이 사라진다. 그 후에는 다음의 물체를 획득하기 위해 열정을 바친다. 그것을 소유하는 순간 소유가 가져다 줄 것이라고 생각했던 성취감이 사라진다.

탐욕에는 교감신경계 각성이 작용한다. 획득과 자극 변화를 추구하다 보면 마음의 평화를 달성할 수 없다. 삶의 소용돌이 속에서 마음의 평화를 찾으려고 할수록 획득에 집중하면 점점 더 찾을 수 없다. 미다스의 손(만지는 것마다 황금으로 변하는)은 여러분의 몫처럼 보인다. 획득하거나 만지는 모든 것은 덧없는 것이다. 모든 것은 획득하는 순간 퇴화하기 시작한다.

물질적 소유에 집착하지 않게 되면 생활에 필요한 만큼만 소유할 수 있다. 그것은 역설적이다. 궁핍하면 필요한 것을 가질 수 없다. 더 이상 원하지 않을 때, 비로소 얻을 수 있다. 비 집착 추구는 보상을 받지만, 집착 추구는 그렇지 않다. 고통스럽거나 반복적이든 모두 삶을 배우는 일부다. 요가는 삶에 순응하는 방법을 배울 수 있는 훌륭한 훈련장이다. 요가는 학습 가능성을 최대한 활용할 수 있는 기회를 제공한다.

요가를 수행함에 따라, 아마도 부상 금지, 신의, 절도 금지, 정신적 수행, 탐욕 금지 등 야마에 따른 삶의 길에서 순탄하고 자연스러운 발전을 깨닫게 될 것이다. 그렇게 하는 것이 더 쉽고 더 편안하다. 때때로 진행되고 있는 발전에 대해 스스로를 평가하고 싶을 수도 있다. 이것을 쉽게 할 수 있는 방법은 각 야마를 간단히 생각해보고 1~10 척도로 자신을 평가하는 것이다. 일지 혹은 다른 개인 정보 파일에 점수를 기록하는 것도 유용하다. 그렇게 하고 점수를 보기만 하면 된다. 자신에게 관대하라. 발전도 중요하지만 그러한 발전이 자연스럽게 이루어지게 하는 것도 못지 않게 중요하다.

이제부터는 니야마 혹은 준수에 대해 살펴보자.

4
니야마(niyamas): 해야 할 것

니야마 – 모든 진지한 요가 지망생들이 계속적으로 수행하는 5가지 준수사항. 이것은 신체적 및 내적 순수성, 물질적 상태에 대한 만족, 금욕, 요가 심리학과 자기 인식 도서에 대한 연구, 명상의 신성한 대상에 대한 자기 순응 등이다.

Rammurti S. Mishra, M.A., M.D.

요가는 내 생활의 핵심이었고 앞으로 그럴 것이다. 나는 요가의 원칙을 내가 하는 모든 일의 기반으로 삼고자 노력한다. 아사나 및 명상을 통해 신체적 균형을 발전시키는 것 외에도 Bhadavad Gita, Patanjali의 〈Yoga Sutras〉 등과 같이 신지(神智, 영묘한 지혜)가 담긴 도서를 읽으면서 얻은 영감에 크게 의존한다. 또한 나는 우리가 살고 있는 이 과학 세계의 이해를 위해 부처님의 가르침과 개인 관계를 사랑으로 이룩하라는 그리스도의 가르침을 되돌아본다.

전체적으로 나는 날이 갈수록 점점 더 많은 중심 감각을 느낀다. 요가 덕분에 나는 더 이상 내 자신을 무기력하게 내팽겨 두지 않는다. 그리고 자각과 감수성이 향상되면서 점점 더 자유로워지는 느낌이다. 나에게 요가는 삶의 주된 의미다!

요가 학생

니야마 혹은 준수는 '하는 것'으로 기억해야 하는 것들이다. (a) 정화, (b) 만족, (c) 내핍, (d) 자기 성찰, (e) 신 또는 절대자에 대한 경청 등이 그것이다. 이러한 것들의 윤리적 및 생리적 측면 모두에 대해 논의할 것이다.

45

정화

여기서 "정화는 신을 공경하는 것 다음으로 중요하다"라는 옛 속담은 새로운 의미를 갖는다. 정화가 마음의 평화에 어떻게 기여하는지에 대한 맥락에서 이 속담을 바라보아야 한다. 정화는 진정시키는 힘이 있다. 그것은 생리적 이완에 기여한다. 복잡한 일 속에 살다 보면 때 불안하고, 혼란스럽고, 긴장감을 느낀다. 필요할 때 동떨어져 있는 느낌이 든다.

우주의 엔트로피 개념에 대해 살펴보자. 이 개념은 우주의 무질서 혹은 열역학 시스템에서 이용할 수 없는 에너지를 말한다. 이 개념은 열역학 법칙에서 파생된다. 이론적으로 우주는 무질서가 극대화될 때 끝난다. 이것이 어떻게 사실이 될 수 있는지는 상상하기 어렵다. 모든 상황은 질서로 시작되고 모든 상황은 점차 퇴화한다. 삶은 우주에서 음의 엔트로피 질서를 나타낸다. 전체적으로 무질서한 삶은 무질서한 의식에 기여한다.

우리는 환경의 자극을 받으면서 살고 있다. 자극을 최소한이나마 인지할 경우 그것은 신경계를 자극한다. 신체 시스템의 활동 증가는 이 자극에 대한 반응으로 인해 발생한다. 고도로 반응적인 마음은 무질서한 환경을 반복적으로 인식한다. 자극에는 대칭성이 없다. 주의를 기울이면 패턴의 변화를 알 수 있다. 왜? 반복적인 신호를 통해 사물은 상황이 좋지 않다는 것을 보여주기 때문이다. 이에 따라 주의를 기울일 필요가 있다.

또한 환경적 자극 요인도 있다. 무질서 속에 살게 되면 신경계에 무질서한 패턴이 전달된다. 환경은 의식을 통해 반영되는 패턴을 유발한다. 내면의 질서가 증가하면 환경에서도 질서가 증가하며 반대의 경우도 마찬가지이다.

니야마(niyamas): 해야 할 것

내면의 질서를 증대시키는 한 가지 방법은 명상하는 것이다. 물론 다른 방법도 있다. 요가를 통해 내면에 집중하고 일체화할수록 환경을 질서 있게 관리하는 것이 점점 더 도움이 된다. 환경이 내면의 평온을 반영하기 시작할 것이다. 이러한 내부-외부 피드백(경험에 영향을 미치는 지각)을 통해 정화 방향으로 점점 더 발전할 수 있을 것이다.

만족

만족이라는 이 니야마는 상황이나 상황과 관련된 것을 스스럼없이 수용하는 것을 가리킨다. 사건은 과거 행위의 결과이고 과거 행위는 선행한 지각의 결과이다. 따라서 이러한 사건을 수용하고 배워라.

불만족스럽게 사는 사람들이 있기 마련이다. 그들은 어떠한 것에도 만족하지 않으며 모든 것이 얼마나 끔찍한지 설명하는 데 긴 시간을 허비한다. 그들은 자신으로부터 시작한다. 그런 다음 그들은 공동체로 확장한다. 최종적으로는 세계에 대해서 논의한다. 그들은 말만 할 뿐 행동하지 않는다. 그들은 자신이 인식한 오류를 바로잡을 수 없다. 그들은 말하는 과정에서 자기의 몸과 그들을 경청하는 이의 몸에 생리적 변화를 일으킨다. 그들은 삶의 불행한 측면을 경험하고 다시 반복 경험한다. 그들은 태도로 생리적 상태를 만들며, 그러한 상태는 점점 더 불행한 지각을 형성한다.

분명히, 세상에는 변해야 할 것들이 많다. 나는 이 사실을 부정하지 않는다. 인간 조건을 바꾸는 데 도움이 되도록 적극 나서야 한다. 그렇지 않으면 끊임없이 좌절하고 괴로워한 나머지 자업자득으로 불만에서 헤어나지 못할 것이다. 이렇게 되면 상황은 악화될 뿐이다.

요가 수행을 하다 보면 생리적 상태가 변하기 시작할 것이다. 만족스러운 것을 곱씹어 보고, 변화시킬 수 있는 것을 변화시키는 데 도움을 주도록 동기 부여 받고, 불만족스럽다고 계속 투정부린다는 사실을 깨달을 때마다 주제를 바꾸기 시작할 것이다. 부교감신경계가 더 작용하는 균형, 즉 이완으로 이동할 것이다. 이동함에 따라 기분이 더 즐거워진 것을 깨닫게 될 것이다.

내핍

'내핍(궁핍한 것을 참고 견딤)'이라는 용어는 중세 시대에 입었던 헤어 셔츠나 고행 수행자가 바늘 방석에 누워있는 모습을 떠올리게 한다. 실제로 내핍 또는 열악한 조건에서 사는 것은 단순화된 삶과 잡념으로부터의 자유를 나타낸다. 더 높은 상태의 의식을 달성 및 유지하는 것에 방해가 되는 이러한 잡념은 초과 수화물의 또 다른 형태다. 고대에는 영혼을 움켜잡고 있는 몸을 약화시키는 것이 필요하다고 여겨졌다. 영혼을 움켜잡고 있는 몸이 없다면 영혼이 자유로울 것이라고 생각했다.

여기서 의미하는 것은 실제로 균형 잡힌 신체 훈련이다. 더 단순하고 엄격하게 살다 보면 새로운 내적 경험이 가능하다. 이러한 새로운 내적 경험은 외부 요인의 영향을 받지 않는다. 내핍 생활을 하는 사람은 원하는 경험을 도외시하는 것이 아니라 더 원하는 경험을 선택한다. 그러한 내핍의 길은 그것을 선택하는 사람들에게는 아름다운 일이다. 집에서 온도계 온도를 낮춰 몸의 열을 높이는 것이 한가지 예이다. 장기간의 감각 박탈에 수반되는 내적 환각이나 환상 경험은 또 다른 예다.

자기 성찰

자기 성찰은 더 큰 참나에 대한 공부다. 이 때문에 모든 전통에서 신성시

니야마(niyamas): 해야 할 것

되는 문헌을 매일 공부해야 한다. 바가바드기타, 요가수트라, 우파니샤드, 성경, 수피(Sufi) 문헌 등이 그러한 것에 속한다. 자기 성찰에는 신성시되는 문헌을 읽는 것뿐만 아니라 자기 자신의 신성한 본질인 더 심오한 참나에 대한 공부도 포함된다.

신성시되는 문헌을 읽으면 더 커다란 실체를 떠올릴 수 있을 뿐만 아니라 여러 가지 것도 성취할 수 있다. 그 날의 분위기를 만드는 데 도움이 되고 더 이완된 상태로 복귀하는 것에도 도움이 된다.

신에 대한 경청

이 니야마에 대해 알아보자. 신체 문화를 발전시키기 위해 요가를 사용하는 것은 요가 발전을 위한 한 가지 접근법이다. 정신 문화를 발전시키기 위해 요가를 사용하는 것은 또 다른 접근법이다. 이 니야마는 특히 후자 접근법과 관련이 있다. 우리는 신이라는 단어를 확장해서 우주적 의식, 존재의 기초 또는 존재(더 큰 실체에 대한 용어로서 무엇을 사용하든)의 근거인 절대자를 포함시킬 것이다. 이 니야마는 더 큰 실체에 대한 인식을 최대한 유지하고 자신의 자아, 자신의 상황 또는 자신의 삶을 제한적으로 바라보지 않는 것을 가리킨다.

여러분이 보고 경험하는 모든 것에서 신을 발견하면 상황을 이해하는 방법을 바꿀 수 있다. 꼭 상황 자체의 변화가 아니라 상황에 대한 변화된 이해, 수용을 경험한다. 이렇게 하면 존재와의 일체감이 증가한다.

계속 요가를 수행하면 야마 및 니야아에 따라 삶의 방향이 더 많이 바뀌는 것을 깨닫게 될 것이다. 또한 야마를 평가한 것과 같은 방식으로 니야마의 발전에 대해서도 평가하고 싶 수 있다. 각 니야마를 간략하게 고려한 뒤 일일 일정에 해당 니야마를 포함시킨 정도를 1~10점으로 매겨 자신을 평가해 보라. 아마도 그것은 매일 또는 주기적으로 사용하는 체크리스트에 지나지 않을 것이다. 행동 맥락 또는 라이프스타일로써 야마와 니야마를 살펴보았으므로 이제부터는 아사나 또는 신체 자세에 대한 소매틱 접근법을 조사해보자.

제2부
소매틱 요가에서 몸

5
아사나: 해야 할 것

몸의 자연스러운 경향을 통제하고 무한한 것에 대한 명상을 통해 자세가 확고해지고 이완된다.

Patanjali

나는 내가 생각하는 방식의 변화와 개선을 지속적으로 깨닫고 있기 때문에 즐겁게 요가 수행을 하고 있다. 프라나 요가의 중요성을 깨닫기 시작했지만 주로 하타 요가와 명상을 즐긴다.

요가 학생

8 4,000가지의 다양한 요가 자세가 있다는 것은 인간의 독창성을 엿볼 수 있는 방증이다. 자세는 다양하지만 목표는 동일하다. 자세가 너무 다양해서 결정할 수 없다면 기본 자세 세트부터 시작하면 된다. 이러한 기본 세트는 자신만의 요가 자세를 개발하는 데 훌륭한 출발점이 될 수 있다. 기본 세트에는 시체, 레그즈 업 포지션, 하프 숄더 스탠드, 숄더스탠드, 물고기, 쟁기, 코브라, 로커스트, 활, 척추 비틀기, 요가 무드라, 헤드 투 니 포즈, 학, 나무 및 헤드스탠드 등의 자세가 포함된다.

자세를 취하는 것뿐만 아니라 자세를 취하는 방법에 대해서도 관심을 가져야 한다. 다음의 관심사는 마음으로 무엇을 하느냐다. 즉, 몽키 마인드(시끄럽고 집중을 못 하는 마음가짐)를 다루는 것이다. 몸은 고요할 수 있지만 주의는 여전히 움직인다. 몸과 마음을 하나로 모으는 것은 어느 정도 말 훈련과 비슷하다. 쉬운 단계로 이루어져야 한다. 쉽고 반복적인 연습 세션을 통해 때가 되면 정신 활동과 몸 활동이 점차 함께 움직인다. 처음에는 짧은 순간의 통합 또는 합일이 발생하는데 시간이 흐르면서 이 기간이 더 길어진다. 뛰어난 요가 수행자는 그 상태를 영구히 유지할 수 있다. 그러나 지금 그것을 걱정할 필요는 없다.

숫자 세기 및 만트라 외우기, 자세 시각화 및 움직임 주의, 그런 다음 시체 수행 및 심호흡은 모두 각 자세의 효과를 극대화하는 방법이다. 숫자 세기를 하면 자세에 집중하고 자세 유지 시간을 측정하며 명상 자세로 이동할 수 있다. 숫자 세기는 처음에는 어렵지만 연습을 통해 호흡처럼 자연스러워진다.

운동, 명상 수행, 이완 등 각 자세에는 레시피처럼 지침(이것을 잘라라, 저것을 섞어라, 길게 유지하라, 이런 식으로 호흡하라 등)이 있다. 레시피에는 호흡하는 방법과 자세를 유지하는 시간 등 두 가지 지침이 포함된다. 자세를 너무 오래 유지하면, 적절하게 호흡하지 않으면, 하고 있는 것에 집중하지 않으면, 자세를 하는 이점이 줄어들 것이다. 각 발달 단계마다 당시에는 존재하지만 나중에는 존재하지 않는 이점이 있다. 누가 그것을 놓치고 싶겠는가?

모든 자세 동안 요가나 옴 세기를 하면 도움이 된다. 목소리를 거의 내지 않은 채 옴 1, 옴 2, 옴 3 등을 세면 하고 있는 것에 집중할 수 있다. 이것은 통일 경험이다. 옴 세기는 수행을 촉진하고, 주의력을 강화하고, 자세 유지 시간을 측정하고, 더 명상적인 경험을 유도할 수 있다. 요가를 얼마든지 할 수 있겠으나 자신의 기질, 몸 유형, 라이프스타일, 목표에 부합하는 적절한 속도로 해야 한다. 지나치게 하면 오히려 스트레스가 되고 너무 적게 하면 요가를 하지 않은 상태에 머무를 것이다.

아사나: 해야 할 것

소매틱 요가에서는 반복, 편안함과 즐거움, 자기 감지, 중력에서 벗어나기, 천천히 학습하기, 움직임에 초점을 둔 인식, 움직임의 내적 시각화, 1인칭 및 3인칭 관점의 통일 등을 원칙으로 하여 요가 경험의 학습 및 최적화를 촉진한다.

반복

소매틱 요가에서는 요가 수행의 일부인 반복 자극의 가치를 인정한다. 이렇게 반복하면 연쇄적인 자세 교정을 통해 움직임을 점차 개선할 수 있다. 요가는 지루한 상태를 벗어나 더 완벽한 지각 단계로 옮아가는 경험이다. 안절부절 못하고 돌아다니고 싶지만 그렇게 하지 않을 때 주의를 다른 곳으로 돌리려는 경향이 억제되므로 의식 수준의 이동이 자주 발생한다.

편안함과 즐거움

소매틱 요가에서는 요가가 쉬워짐에 따라 수행을 점차 늘릴 것을 권장한다. 이렇게 할 수 있는 한 가지 방법은 어떤 자세의 유지 기준 시간을 바꾸기 전에 더 오래 유지할 수 있을 때까지 기다리는 것이다. 소매틱 요가에서는 요가를 최대한 쉽고 힘들지 않게 수행할 것을 강조한다. 소매틱 요가의 목적은 전체적인 바디 톤을 부교감신경계 지배 속에 유지하는 것이다. 소매틱 요가에서는 극단적으로 움직이지 않고 쉽고 자연스러움을 유지하려고 노력한다. 이렇게 하는 것은 다시 말하지만 생화학적 변화로 인해 지향 반사와 교감신경계 반응('투쟁' 또는 '도피' 반응)에 빠져드는 것을 방지하는 것이다.

소매틱 요가에서는 또한 즐거운 경험도 강조한다. 요가에서는 때때로 지복 의식 또는 아난다, 즉 기쁨에 대해 이야기한다. 기쁜 경험을 위한 출발점 중 하나는 여러 가지 부위의 스트레칭 및 이완을 통해 몸의 즐거움을 경험하는 것이다. 수행을 함에 따라 요가 수행 중 및 후에 자기 감지의 즐거운 느낌을 경험하고 고양하는 것이 좋다. 감각적 피드백 경험뿐만 아니라 아마도 즐거움에 동반되는 엔돌핀 및 기타 생화학적 산물의 생성도 인식하는 법을 배울 수 있다.

자기 감지: 운동-감각 루프

소매틱 요가에서는 감각운동 루프의 양쪽 모두를 강조한다. 자세를 수행함에 따라 자세로 이동하는 동안과 그 후 모두에 걸쳐 움직임의 생리적 피드백 단서인 효과를 감지할 것이다. 이것은 신체 영역의 변화, 미묘한 진동, 그 영역에서 더 큰 자각 또는 생동감의 느낌을 감지함으로써 포착된다.

차별화 – 통합 = 조직

소매틱 요가에서는 특정 움직임 및 자세의 차별화, 이에 대한 집중, 이에 대한 인식, 장시간 자세 유지 등을 강조한다. 이러한 움직임 및 자세는 일상적인 것과 차별화되어 정교하게 수행된다. 그러면 낮에 업무를 볼 때, 필요한 운동과 움직임을 위해 몸을 유연하고 충분하게 사용할 준비가 더 잘 된다. 또한 이미 신경회로 및 경로가 활성화되어 근육이 관여한 상태가 되었기 때문에 움직임도 덜 제한될 것이다. 그런 식으로 먼저 해당 움직임을 다른 움직임과 차별화한 다음 일상 업무를 수행할 때 고립된 수행을 전체 움직임에 통합한다.

    조직과 관련하여, 소매틱 요가에서는 하루의 모든 활동 중에 자신의

아사나: 해야 할 것

통일된 몸/마음을 충분히 인식할 것을 강조한다. 몸은 취하는 행동에 대해 보다 효율적으로 스스로를 조직하기 때문에 통합된 행동을 동시에 더 많이 인식하는 것이 좋다. 이러한 인식은 유지하기가 매우 어렵지만 수행하다 보면 점차 습관화 될 수 있다.

중력에서 벗어나기

소매틱 요가에서는 중력과의 관계 변화를 여러 가지 방법으로 사용한다. 한 가지 방법은 바닥에 눕거나 바닥에 가까이 있는 동안에 여러 가지 움직임 및 자세를 수행하는 것이다. 또한 많은 자세에서는 몸의 위치가 지구의 중력장과 반대가 된다. 누워 있을 때에는 중력과 수직이 되는 것으로 인한 긴장과 활성화 측면 없이 더 이완할 수 있고 반성을 위해서 그리고 마음 내면에서 샘솟는 지침, 정보 및 통찰력의 흡수를 위해 마음을 비울 수 있다.

천천히 배우고 천천히 움직인다

소매틱 요가에서는 최대한 의식한 상태에서 매우 천천히 움직일 것을 중요하게 여긴다. 자신만의 속도로 진행하되 자세와 기타 수행을 매우 천천히 배우는 것이 중요하다. 자신이 어느 발전 단계에 도달해 있든 항상 편안하게 느껴야 한다. 각 자세나 수행으로 매우 천천히 이동하라.

움직이는 동안 인식

Moshe Feldenkrais(1972) 등이 입증했듯이, 소매틱 요가나 기타 활동에서는 자세나 수행 동안 각 몸 움직임을 가능한 한 선명하게 인식하는 것이 매우 중요하다. 이는 매우 중요하다. 움직임 내내 인식하고 마음에 담아두기에 충분할 만큼 천천히 움직여야 한다. 스승이나 영상 교육에 의존하는 경우 움직임의 각 측면과 몸이 움직임을 수행함에 따라 몸 자체가 하는 조직에 주의를 기울이는 것을 기억하는 데 도움이 되기 위해 지침을 사용할 수도 있다. 혼자 요가 수행을 하는 경우에는 수행에 대한 주의를 환기시키기 위해 지속적으로 기억해야 할 것이다. 스승이 안내 역할을 하는 경우에는 수행자가 다음에는 어디에 집중해야 하는지 결정을 내리는 것과 같은 통제를 하지 않아도 되기 때문에 좀 더 편안해질 수 있다. 이렇게 하면 마음이 더 자유로워지고 특히 중요한 많은 뇌 영역이 다른 뇌 영역의 활성화로부터 방해 받지 않을 수 있다.

내적 시각화

소매틱 요가에서는 내적 시각화를 사용하여 자세를 용이하게 한다. 자세를 내적 시각화하면 처음에 배우기가 더 쉬워진다. 내적 시각화를 통해 중추신경계가 무엇을 할 지 완벽하게 알 수 있다. 갑자기 자세를 시작하지 말고 미리 충분히 준비해야 한다. 나중에 자세를 배운 후에는 자세를 취하고 유지하는 것을 용이하게 하기 위해 수행에 앞서 계속 시각화해야 한다.

따라서, 소매틱 요가에서는 자세를 취할 때마다 자세를 취하는 모습을 먼저 시각화한다. 천천히 자세로 이동할 때에는 자세를 완수하기 위해 몸이 자체적으로 조직하는 것에 따라 각 움직임에 주의해야 한다. 권장된 시간과 현재 발달 수준에 적합한 시간 동안 자세를 유지한다. 주의를 기울이고 명상을 경험하며 자세를 유지하는 시간을 측정할 수 있도록 자세를 유지하는 동안에 요가 숫자를 센다. 그런 다음 천천히 자세를 풀고 다시 최대한 각 움직임을 유념한 채로 유지하려고 노력한다.

아사나: 해야 할 것

자세 후에는 1분간 심호흡을 하는 동안 시체 포즈를 취한다. 누워 있는 동안 몸 전체에 존재하는 감각적 느낌을 인식한다. 자세를 취하는 동안 운동 피질이 활성화된다. 시체 포즈를 취하는 동안 감각 피질의 활동에 의한 신호인 운동 활동의 후유증에 주의를 기울인다. 신경 활성화를 놓고 감각 피질과 경쟁하는 다음 자세 쪽으로 빨리 이동하기 보다는 이렇게 하면 자세의 이점을 충분히 누릴 수 있다.

아사나의 삼야마

삼야마(samyama)는 3가지 수행(집중, 명상, 집중 대상과의 통일 또는 흡수)을 하나의 수행으로 통합하는 높은 상태의 집중이다. 소매틱 요가에서 아사나는 삼야마 방식으로 수행된다. 첫 번째 단계에서는 자세를 달성하는 동안 주의를 집중한다(집중). 두 번째 단계에서는 자세를 유지하는 데 필요한 신경근을 반복적으로 자극한다(명상 경험). 세 번째 단계에서는 자세 전, 동안 및 후에 생성되는 감각을 인식한다.

요가에서 중요한 수행은 초의식 또는 절대자와의 동일시를 향해 움직이는 것이다. 이를 통해 몸과 성격의 한계를 뛰어넘는다는 것을 깨달을 수 있다. 개인 삶의 무거움으로부터 벗어나면 평화를 얻는 데 큰 도움이 된다. 개인 삶에 집중할 수 있는 유연성을 지니며 또한 단절하고 초연함을 더 느낄 수 있다면 매우 가치 있는 일이다. 수행을 할수록 이러한 동일시는 더 넓어지며 얻기가 더 쉬워진다. 어떻게 이를 달성할 수 있을까? 이러한 보다 폭넓은 동일시를 수행하기 위한 레시피는 다음과 같다. 초의식에 주의를 기울인다. 자신이 그것과 동일시되었다고 암시한다. 그런 다음 몸에 대한 인식을 잃어버렸다고 느낀다. 마지막으로 초의식과 동일시되었다고 생각한다. 마음의 갈피를 못 잡는다면 초의식에 다시 집중한다.

명상으로서의 아사나

아사나는 집중력에 도움이 되는 신체적인 보조 도구다. 자세는 아래와 같이 도움이 될 것이다(Mishra, 1959, 158p).

1. ***"자세는 몸과 마음을 이완시킨다."*** 여기서 근 긴장과 생화학적 긴장으로부터 몸을 이완시킬 필요가 있다. 또한 마음이 몸에 집착하지 않도록 의도적으로 노력해야 한다. 신체 자세를 취하는 것은 마음을 정화하는 데 도움이 될 것이다.

2. ***"자세는 몸과 마음을 튼튼하게 한다."*** 이것은 몸이 효과적으로 기능할 수 있게 하는 근육 및 신경회로를 튼튼하게 하는 것을 말한다.

3. ***"자세는 모든 정신적 및 신체적 부담, 불안 및 질병을 제거한다."*** 모든 정신적 및 신체적 부담을 내려 놓으면 불안을 조성하고 질병의 근원이 되는 생화학적 상태 및 불균형이 영구화 되는 것을 막을 수 있다.

4. ***"자세는 의식이 초의식과 동일시 될 수 있도록 몸의 느낌을 잊는 데 도움이 된다."*** 자세가 균형적이고 충분히 편안하면 의식은 초의식과의 관계를 기억하게 될 것이다.

5. ***"자세는 문화적 이점과 치료적 이점을 제공한다."*** 이것은 요가 자세를 취함에 따른 신체적 문화와 건강상의 이점을 가리킨다.

6. ***"자세는 중단되지 않고, 확고하며, 쉽다."*** 이것은 집중을 위해 극단적인 자세를 사용해서는 안 된다는 말이다. 라자(raja) 요가의 목표는 집중에 도움이 되는 의식 상태를 촉진해서 집중을 용이하게 하는 것이다.

아사나: 해야 할 것

　Mishra(1959)에 따르면 요가의 후속 단계는 신체적으로 상당히 힘들다. 이 때에는 육체적인 힘과 지구력이 크게 요구된다. 몸이 충분히 훈련 및 준비가 되지 않으면 삼매(三昧, samadhi)는 불가능할 것이다. 마음은 더 높은 단계로 이동할 수 있으나 도달할 수는 없다. 불굴의 정신적 삶, 즉 무아지경은 몸에 매우 힘들다. 몸은 가능하면 가장 완벽한 발달과 통제에 도달해야 한다. 여기서 자세를 사용하면 도움이 된다.

　Mishra에 따르면, "몸의 완벽성은 아름다움, 우아함, 강인함, 철석 같은 강건함으로 구성된다."(1959, 159p). 철석은 매우 단단한 돌이다. 요가를 일관성 있게 수행하면 소마(soma, 살아있는 몸)는 독특하게 아름다운 자아가 된다. 자신의 독특한 아름다움을 발전시키는 과정을 관찰하는 것은 놀라운 일이다. 몸과 움직임이 더욱 우아하고, 매끄러우며, 지능적으로 변한다. 조용한 힘이 생긴다. 정신적 삶의 혹독함에 대한 준비는 바로 강건함이다. 자세는 요가나 합일을 위한 준비로서 그 자체로 끝나는 것이 아니다. 마음과 몸은 아사나 훈련을 통해 정신 발달을 향해 나아간다. 자세는 정신적 신장을 유발하며 이에 따라 몸의 활력을 더 많이 느끼게 될 것이다.

　요가에서는 몸과 마음이 상호 연관되어 있는 것으로 본다. 이 중 하나가 잘 기능하지 못하면 나머지 하나도 효과적으로 기능할 수 없다. 요가는 정신 생리적 평형을 달성한다는 목표 하에 두 가지 모두를 위한 운동을 제공한다. 요가에서는 몸과 마음의 완성을 통해 의식이 발달한다고 생각한다. 어떻게 하면 이렇게 될까? Mishra(1959)에 따르면 많은 육화(incarnation, 정신이 육체가 되는 것) 때문에 진정한 본질을 망각하였고 참나와 의식이 몸에 의해 제한되는 것으로 생각한다. 요가 수행을 통해 기억하기 시작한다. 참나가 무한하기 때문에 유한하다는 생각을 않게 된다. 요가는 각성의 과정이며 집중, 명상 및 통일을 통해 진정한 본질을 깨달을 수 있다. 편재, 전능, 전지 모두는 참나의 특성이다.

리마인더

요가의 이점 대부분은 이완 능력 향상에서 비롯된다. 아주 간단하다! 이완 상태에서는 자신이 하고 있는 일에 전념할 수 있게 된다. 하고 있는 일에 전념할 수 있으면 움직임을 인식과 충분히 통합할 수 있다. 요가 훈련은 진화하는 과정으로 완벽에 도달할 때까지 자세의 연속적인 수행을 필요로 한다. 비결은 긴장 없이 최대한 자세를 유지하면서 인내심을 가지고 수행 동작을 최대한 하는 것이다. 경험하고 인식하고 배우면 나날이 요가가 발전하는 모습을 보게 될 것이다. 각 발전 단계가 그 자체로 중요하다.

어떻게 시작하면 좋을까? 나는 대개 자세 시연을 통해 각 자세를 소개한다. 자세는 관찰자가 시각적 이미지를 형성할 수 있도록 약 10초간 유지한다. 각 관찰자는 눈을 감고 해당 자세를 약 10초간 다시 시각화한다. 시각화가 끝나면 수행자가 자세를 시도한다. 향후 수업에서 수행자는 실제로 자세를 하기에 앞서 약 10초간 시각화 과정을 반복할 것이다. 집중과 이완으로 구성되는 시각화 과정은 요가 수행과 발전에 크게 도움이 된다.

실제 수행 전에 각 자세를 시각화할 뿐만 아니라 각 자세 후에 잠시 멈추고 시체 포즈를 취하기도 한다. 시체 포즈는 가장 간단하다. 활동간 너무 빨리 이동하면, 이전 활동에서 회복하기 위해 멈추지 않으면, 중간에 생각을 정리하지 못하면, 원래 활동을 최대한 사용하지 못하게 된다. 이 경우 시체 포즈에는 1분간의 이완과 이전 자세의 효과를 이해할 수

아사나: 해야 할 것

있는 등 두 가지 이점이 있다. 자세를 수행한 뒤 후유증을 파악하지 못하면 자세 이점 중 많은 것을 놓치는 것이다. 이완과 감지는 각 자세를 수행 한 후에 취해야 할 두 가지 부분이다.

시체 포즈를 취하면서 1분간 심호흡 한다. 4초 동안 들이마시고 4초 동안 내뱉는다. 나는 일반적으로 옴 세기를 사용하여 64까지 센다. 이 경우 1분이 조금 넘는다.

요가는 발전하고 싶은 것을 발전시키는 것이다. 고대의 이러한 단순하고 탁월한 효과는 일부 재능 있는 사람들에게만 해당되는 것이 아니다. 수행의 질과 양에 따라 수행하는 모든 이에게 결과가 나타날 것이다. 요가를 잘 알면 일상생활에서 요가를 의식적으로나 무의식적으로 사용하게 될 것이다. 요가 수행을 충분히 활용하는 한 가지 방법은 기록하는 것이다. 요가 수행 중 또는 후에 깨달은 통찰력을 기록하라. 요가 일지를 쓰면 쓰기 시작할 때까지는 알지 못할 수 있는 깨달음이 올 것이다.

소매틱 요가 자세의 일반적인 단계

1. 10 옴 동안 자세를 시각화한다.
2. 천천히 자세를 취한다. 자세를 취하는 데 약 10 옴을 센다.
3. 자세를 유지하는 동안 옴 세기를 한다. 자세에 주의를 기울인다.
4. 해당 자세에 적절한 호흡 패턴을 따른다.
5. 자세를 천천히 푼다. 약 10 옴을 센다.
6. 시체 자세를 취한다. 약 1분 또는 60 옴 동안 심호흡을 한다.
7. 그 동안에 인식한다. 자기 인지를 수행한다. 고유 감각, 체열 변화, 몸 위치의 차이, 이완감 등 자세를 취하고 난 후 후유증이 있는지 몸을 조사한다.

8. 그 다음 자세를 시각화한다.

소매틱 요가 핵심인 기본적 자세 세트로는 시체, 레그즈 업 포지션, 하프 숄더 스탠드, 숄더 스탠드, 물고기, 쟁기, 코브라, 메뚜기, 활, 척추 비틀기, 요가 무드라, 헤드 투 니 자세, 학, 나무, 물구나무 서기 등이 있다. 다양성 및 특별한 목적을 위해 다른 자세도 추가할 수 있다. 요가 세션을 위해 가능한 주별 일정표를 챕터 마지막에 제시하였다.

그림 5.1 시체

시체는 가장 쉬운 요가 자세다. 다리를 쭉 뻗고 두 발은 약 50cm 벌리고 손은 손바닥을 위로 해서 몸에서 약 25cm 떨어지게 한 다음에 바닥에 눕는다. 가능한 한 몸이 대칭이 되게 하여 편안한 자세를 취한다. 등을 최대한 이완해야 한다. 무의식적으로 굽히지 않도록 주의한다. 몸이 이완될 수 있도록 발과 손을 꼼지락거리고 머리를 약간 돌린다.

자세 간 시체 자세를 할 때에는 1분간 심호흡을 한다. 이렇게 하면 몸에 충분한 산소가 공급되고 이완이 촉진되며 자기 감지를 수행할 수 있다. 섬세한 능력인 자기 감지를 통해 자세의 효과를 인식함으로써 최대한의 이점을 누릴 수 있다. 나는 자세 수행을 하면 속도 10단 속도로 자전거를 타는 것과 같다는 비유를 한다. 즉, 시체 자세를 취하는 동안 탄력을 받아 힘이 들지 않는다. 도움이 된 또 다른 비유는 자신의 생리적 상태가 자갈을 떨어뜨린 호수와 같다고 간주하는 것이다. 또 다른 자갈을 떨어뜨리기 전에 물결이 바깥쪽으로 확장해 나갈 수 있도록 각 자세 후 기다리는 것이 바람직하다.

1분간의 심호흡은 복식 호흡이 목표다. 4번의 옴 동안 들이마시고 4

아사나: 해야 할 것

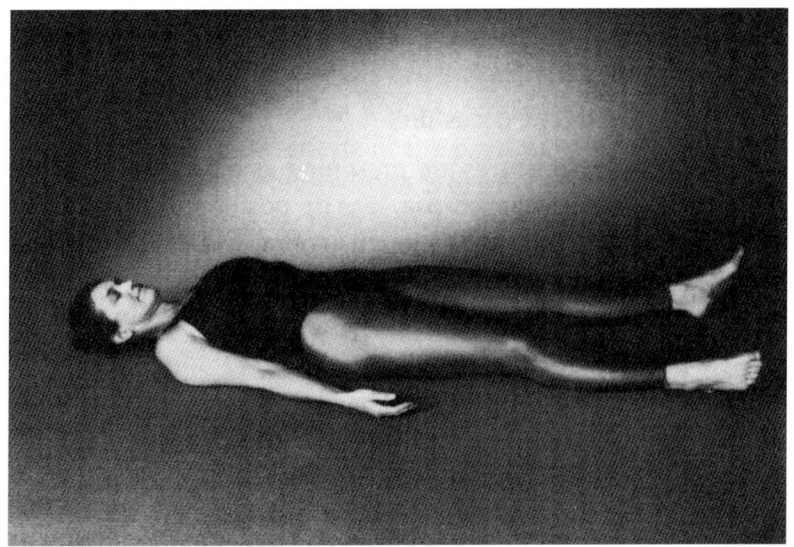

그림 5.1 시체

번의 옴 동안 내뱉으면서 64까지 센다. 1을 세는 시간은 약 1초 정도여야 한다. 옴의 빈도를 초당 1회로 하면 기분이 어떤지 알아보기 위해 어느 시점에서 스스로 시간을 재면 도움이 된다. 조용히 숨을 쉽게 들이마시고 내뱉는다. 강제로 하지 않아야 한다.

시체 자세는 마음과 몸을 이완한다고 한다. 신경과 근육이 진정되고, 쉬고, 회복된다. 일반적으로 잠을 잘 때 이완되지 않고 다양한 신경근 경험을 거친다. 시체 자세에서 의도적이고 의식적으로 특정 시간 동안 이완 상태를 유지한다. 정맥혈이 심장으로 더 빨리 돌아오고 이 자세를 통해 피로에 따른 생화학적 영향이 제거된다고 한다. 시체 자세는 고혈압을 낮추는 것으로 나타났다(Patel, 1975; Patel, 1973; Patel & North, 1975). 시체 자세는 불안과 긴장을 낮추는 데 도움이 된다. 근긴장 감소와 부교감신경계로의 이동을 특징으로 하는 이 상태에는 불안 반응에 덜 기여하는 생리가 포함된다.

그림 5.2 레그즈 업 자세

시체 자세로 바닥에 눕는다. 무릎을 굽히고 양 발을 천장 쪽으로 서서히 올린다. 바닥과 수직이 되도록 양 다리를 곧게 뻗는다. 손바닥이 아래를 향하게 한 채 팔은 몸 옆의 바닥에 놓는다. 약 10초 내에 이 자세를 취한다. 자세를 취하는 동안 최대한 규칙적으로 호흡한다. 처음에는 약 20초 동안 자세를 유지한다. 나중에는 약 1분 동안 편안하게 유지할 수 있을 때까지 이 자세를 유지한다. 자세를 풀 준비가 되었으면 무릎을 굽힌다. 양 발을 바닥 쪽으로 천천히 내린다. 그런 다음 바닥을 따라 양 발을 멀리 민다. 마지막으로 양 다리를 바닥에 부드럽게 놓는다. 다시 시체 자세로 돌아간다.

그림 5.3 숄더 스탠드

우아한 균형 상태인 숄더 스탠드(shoulderstand)는 촛불이라고도 한다. 갑상선 자극을 통해 신진대사를 촉진하는 것으로 알려져 있다. 기본적으로 간단한 자세이지만 천천히 움직여야 한다. 몸을 통한 중력 흐름을 반대로 하고, 얼굴과 뇌로 가는 영양을 높이고, 하지 정맥류와 흉부 발달에 도움이 되며, 어깨를 튼튼하게 하는 것 등은 이 자세가 가치 있는 이유다.

새 자세를 시작하는 것은 기본적으로 교감신경계 활동이다. 이 시점에서 이 자세를 너무 길게 유지하고 싶지 않을 것이다. 너무 오래하다 보면 긴장을 유발하기 때문이다. 점차적으로 초기에는 20초(또는 20 옴)에서 나중에는 1분 또는 몇 분으로 시간을 늘릴 수 있다. 처음에 행동을

아사나: 해야 할 것

배울 때에는 전체 뇌가 활성화하고, 나중에는 뇌 활동이 줄어들며, 더 나중에는 활동에 필요한 뇌 영역만 활성화한다.

숄더 스탠드는 매우 완벽한 자세다. 물구나무 서기 다음으로 중요한 이 자세는 전체적인 장점 측면에서 비슷하다. 10 옴 동안 숄더 스탠드 그림을 바라보는 것으로 시작한다. 눈을 감고 10 옴 동안 마음의 눈으로 이 자세를 본다. 마쳤으면 시체 자세를 취하고 1분 동안 쉰다. 팔을 바닥에 둔 채 무릎을 천천히 굽힌다. 무릎을 더 높이 들어올리고 등을 둥글게 하여 엉덩이를 지면에서 들어올린다. 천장 쪽으로 다리를 천천히 뻗는다. 팔꿈치를 굽히고 손으로 등을 받친다. 상체는 최대한 앞쪽으로 움직인다. 바닥과 수직이어야 한다. 턱은 가슴에 오게 해야 한다. 눈은 뜬 채로 있는다. 눈은 몸통 중앙을 바라본다. 가능한 한 규칙적으로 호흡한다. 20 옴 동안 자세를 유지한다. 후속 요가 세션에서는 3분 동안 편안하게 자세를 유지할 수 있을 때까지 매주 30 옴을 추가한다. 자세를 풀 준비가 되었으면 무릎을 굽히고 등을 둥글게 한다. 발이 바닥에 닿으면 다시 시체 자세가 될 때까지 천천히 발을 바깥쪽으로 민다. 1분 동안 그렇게 유지하면서 심호흡을 하고 이 자세의 후유증을 감지한다.

후유증은 얼얼한 감각, 체온 변화, 근육군이 늘어난 느낌 또는 해당 부위에 대한 인식 심화 등이 될 수 있다.

숄더 스탠드는 목 부위에 압력과 주의를 집중시키기 때문에 갑상선을 자극하는 것으로 알려졌다. 갑상선이 효과적으로 기능하면 전신은 더 건강한 상태가 된다. 숄더 스탠드는 남녀의 성 시스템을 훌륭한 상태로 유지하는 데 도움이 되는 것으로 알려졌다. 이는 특히 자궁 변위와 같은 질환에 효과가 있다. 숄더 스탠드는 소화 과정의 문제로 인한 소화불량에 도움이 된다. 이 자세는 변비 완화에도 도움이 된다. 탈장이 완화되는

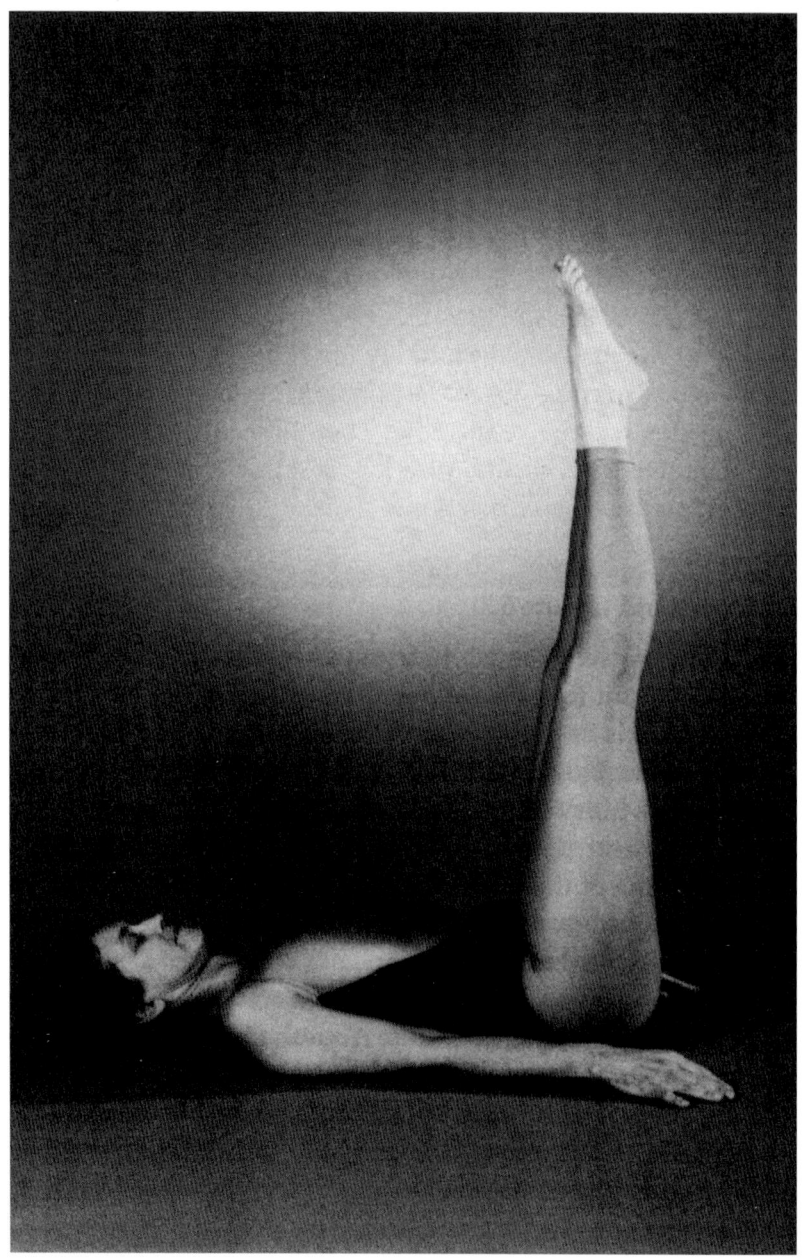

그림 5.2 레그즈 업 자세

아사나: 해야 할 것

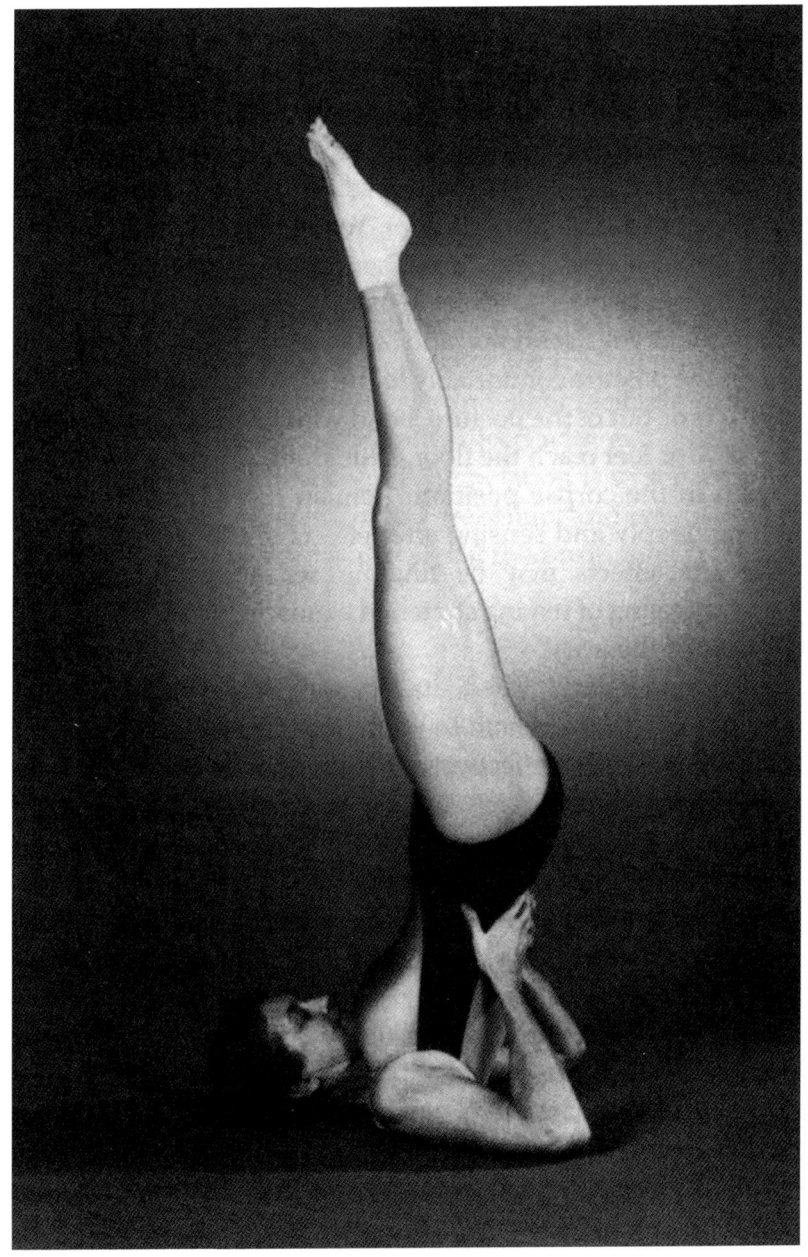

그림 5.3 숄더 스탠드

경우도 있다. 내장하수증은 내장이나 내부 장기가 아래로 늘어지는 질환이다. 많은 사람들은 나이가 들면서 자세 장애가 생겨 내부 장기에 대한 골격근 지원이 불충분해진다. 숄더 스탠드는 복근과 해당 부위의 내부 장기 기능 등 두 가지 측면에서 이 질환에 도움이 된다.

한 가지 고급 단계 숄더 스탠드 버전은 바닥에 팔을 평평하게 한 채로 진행된다. 더 고급 단계의 버전은 팔을 양 옆에 남겨 둔 채로 진행된다. 이러한 자세를 취하면서 놀라운 사실을 깨닫게 될 것이다. 이 자세를 혼자서 균형 있게 유지할 수 있게 되는 것이다. 자세를 취할 경우 머리와 양 어깨가 3각을 이룬다.

항상 각 자세 후에는 시체 자세를 취한다. 소매틱 감각이 흐르게 하고 이완되고 의식 상태를 유지한다. 약 1분 동안 4회 심호흡(4번 옴 하면서 들이마시기와 4번 옴 하면서 내뱉기)을 한다.

그림 5.4 하프 숄더 스탠드

하프 숄더 스탠드는 숄더 스탠드의 변형으로 초보자가 하기에는 약간 어렵다. 바닥과 손, 목과 턱, 호흡과 시야는 초감각적 지각과 관련된 뇌 영역에 대한 자극 흐름을 촉진하는 것으로 알려졌다. 이 자세의 효과는 자극을 전정계에서 소뇌와 망상활성계로 보내는 것이다. 고유감각기는 또한 공간에서 몸의 위치를 알려주기도 한다.

그림 5.5 물고기

물고기 자세는 숄더 스탠드를 따라가는 것이 좋다. 그림을 보면 물고기 자세에서 목은 숄더 스탠드와 반대 방향으로 굽혀져 있는 것을 알 수 있다. 숄더 스탠드를 효과적으로 할 수 있다면 인식한 채로 남아 있다면 경

아사나: 해야 할 것

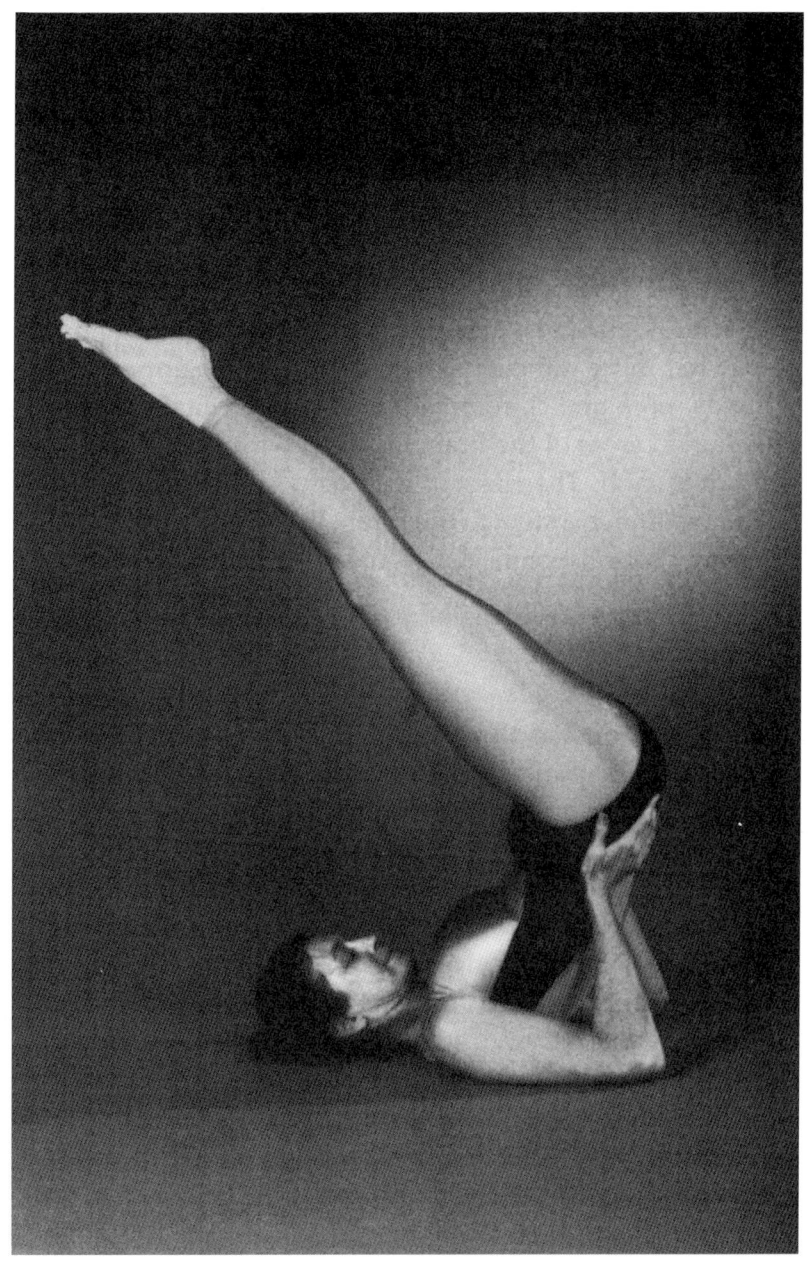

그림 5.4 하프 숄더 스탠드

효과적인 요가 방법: 소매틱 요가 입문

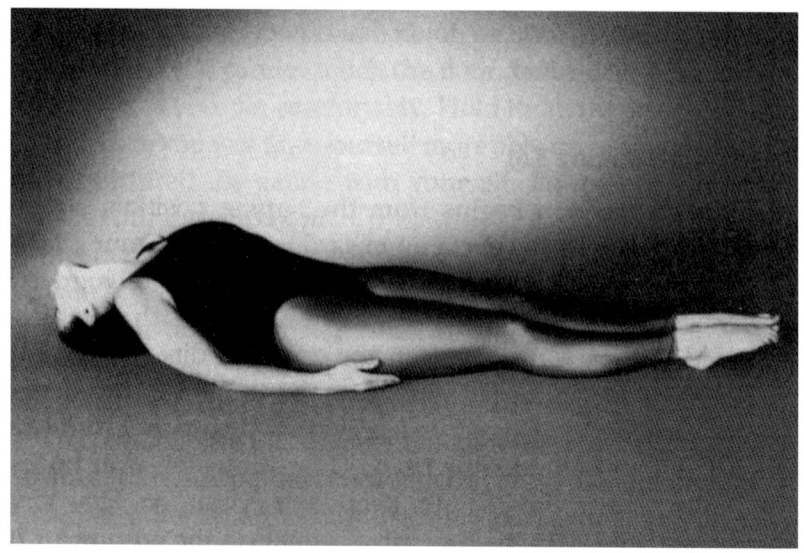

그림 5.5 물고기

험을 즐겼다면 물고기 자세는 신경계를 생기 있게 만들 것이다. 이는 이전 자세의 효과를 촉진하는 데 도움이 된다.

물고기 자세의 시작은 다리를 앞으로 뻗은 상태다. 긴장을 풀고 주의하면서 팔꿈치를 뒤쪽 바닥에 놓는다. 부드럽게 나머지 팔꿈치에 기대고 머리를 뒤쪽 바닥에 가볍게 내려 놓는다. 그 위치에서 천천히 뒤쪽 바닥을 바라본다. 그 자세를 20 옴 동안 유지한다. 각 연속 요가 세션마다 약 30 옴까지 시간을 늘린다. 이 자세에 권장되는 최대 연장 시간은 3분이다. 자세를 취하자마자 전신을 이완하고 규칙적으로 호흡한다는 것을 잊지 않도록 한다. 해당 자세의 감각을 인식한다. 내가 처음 물고기 자세를 시작했을 때 이 자세는 내가 가장 싫어하는 자세였다. 즐기지 않았을 뿐더러 장점도 알 수 없었다. 그러던 중 6개월 후 어느 날 나는 이완되고 떠 있는 듯한 느낌이 들었다. 아주 기분이 좋았다.

아사나: 해야 할 것

고급 단계의 물고기 자세는 메뚜기 자세에서 시작한다. 어떻게 이것이 가능한지 처음에는 이해하기가 어려울 수 있다. 자세를 시작할 때에는 한쪽 팔꿈치로 지탱함으로써 등이 긴장되지 않도록 해야 한다. 주의하지 않으면 등이 너무 늘어나게 될 것이다. 시작할 때처럼 머리를 바닥에 대고 손가락을 엄지발가락에 건다.

물고기 자세는 등, 가슴, 목에 도움이 되는 것으로 알려졌다. 승모근은 수축되는 반면 흉부 굴근은 이완된다. 이것은 통상의 상태에 대한 중요한 변경으로서 이러한 근육을 더 편안하게 이완하는 데 도움이 된다. 물고기 자세는 복근 및 성적 시스템의 퇴화를 늦추는 효과가 있다.

물고기 자세는 수중에서 오랫동안 살아남는 데 도움이 되는 것으로 알려졌다. 나는 물 속에서 이것을 시도해봤는데 가라앉고 말았다. 물론 나는 어떤 상황에서도 물에 뜰 수 없다. 나는 물고기처럼 헤엄치지만 봉돌(sinker)처럼 뜬다. 나는 다른 사람들은 나와 달랐을 것이라고 확신한다. 먼저 수심이 얕은 곳에서 시도해보라.

그림 5.6 쟁기

쟁기 자세는 똑바로 누운 자세에서 시작한다. 무릎을 천천히 굽힌다. 흉부 쪽으로 당긴다. 지지 역할을 하는 팔을 바닥에 놓고 다리를 천천히 머리 아래로 오도록 한다. (쟁기 자세는 팔을 발쪽 또는 반대 방향으로 뻗으면 완성할 수 있다). 천천히 움직인다. 유연성이 허락하는 범위 내에서 모든 움직임을 천천히 신중하게 수행한다. 발가락이 머리 뒤 바닥에 닿을 때까지 다리를 뒤로 뻗는다. 그런 다음 무릎을 편다. 이 자세에서 점차 이완한다. 눈은 감지 않는다. 얼마나 오랫동안 유지해야 할까? 처음에는 20 옴 동안 자세를 유지한다. 추후 세션에서는 긴장감 없이 4분 동

효과적인 요가 방법: 소매틱 요가 입문

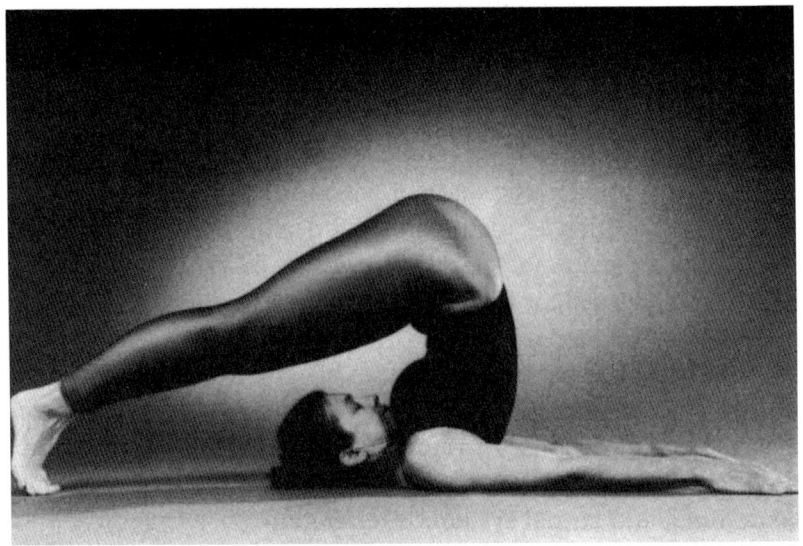

그림 5.6 쟁기

안 자세를 유지할 수 있다. 마지막으로 턱은 흉부에 닿아야 한다.

처음에 쟁기 자세를 시도할 경우에는 아마도 생각보다 몸이 뻣뻣하다고 느낄 것이다. 해내기가 불가능하게 보일 것이다. 바닥에 닿을 수 없을 경우에는 최대한 편안한 상태로 발을 바닥에 가깝게 한다. 20 옴 동안 그 상태를 유지한다. 나중 언젠가 그림과 같이 자세를 더 완벽하게 할 수 있는 날이 올 것이다. 마음을 편하게 갖고 각 발전 단계에 대해 만족스럽게 생각하도록 한다.

최대한 부드럽고 규칙적으로 호흡한다. 목이 심하게 구부러지기 때문에 이렇게 하기가 쉽지 않을 것이다. 또한 저녁보다는 아침에 쟁기 자세를 하기가 더 어렵다. 이는 워밍업이 필요한 이유다. 쟁기 자세는 워밍업 후에 하면 더 쉽게 할 수 있다.

쟁기 자세는 관절 질환을 완화하는 것으로 알려졌다. 이는 관절염 통증이 있는 관절의 긴장을 줄여준 효과 때문일 수 있다. 쟁기 자세는 또한 복부 및 흉부 근육을 키우는 데 도움이 되며 척추를 더 탄력 있게 만든다. 근 긴장도가 증가하기 때문에 쟁기 자세를 수행하는 사람의 기립 자세가 좋아질 것이다. 또한, 쟁기 자세는 갑상선을 자극하여 갑상선 기능이 좋아지며 몸 전체가 더 건강해진다.

그림 5.7 코브라

코브라는 척추가 반대로 움직이기 때문에 쟁기 자세를 따라간다. 다리를 펴고 발을 모은 채 엎드린 자세(배가 아래로 오도록)로 시작한다. 어깨 너비로 손바닥은 바닥을 향하게 놓는다. 숨을 들이마시면서 점차 가슴을 바닥에서 들어올린다. 마치 척추가 부위별로 들어올려지는 것처럼 느껴라. 마치 숨을 들이마시는 것이 몸을 지면에서 떨어지게 하는 것처럼 느

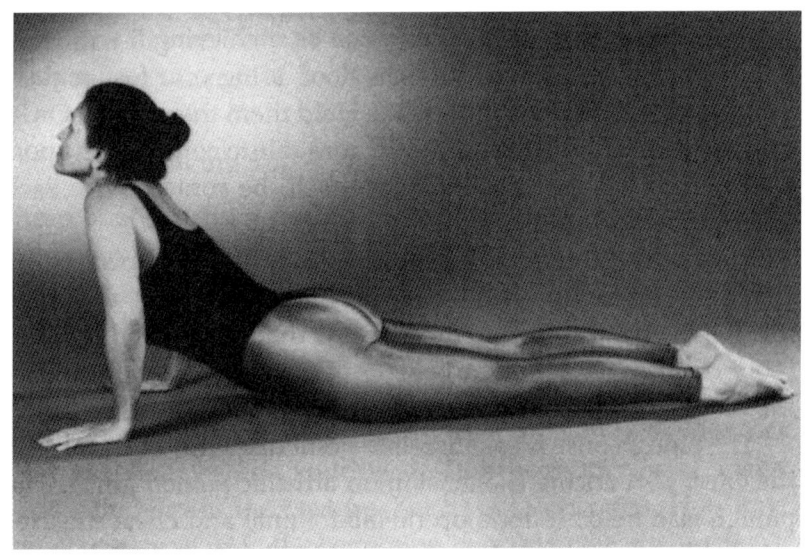

그림 5.7 코브라

껴라. 눈은 뜬 채로 천장을 바라본다.

약 10 옴 동안 이 자세로 숨을 참는다. 이완한다. 자세를 풀면서 천천히 숨을 내쉰다. 이 자세를 다시 시작할 때 머리를 치켜세운 코브라처럼 숨을 들이마신다. 이런 명상은 자세로부터 최대의 성과를 얻어내는 데 도움이 될 것이다. 자세로 들어가는 데 약 10 옴을 세고 빠져나오는 데 10 옴을 센다. 자세를 3회 반복한다.

코브라 자세는 등 근육을 수축함으로써 등을 강화한다. 특히 신근인 허리 근육이 이에 해당한다. 동시에 복근은 이완된다. 복근을 수축하고 허리를 이완하는 자세나 움직임 없이 코브라 자세로 끝내고 싶지 않을 수 있다. 그렇게 하면 등이 과도하게 펴지고 허리는 더 뻣뻣해질 것이다.

코브라 자세는 특정 조건에서 척추 변위 교정에 도움이 될 수 있다. 교감 및 부교감신경계가 코브라 자세로 인해 자극을 받는 것으로 알려졌다. 교감신경계는 척추를 따라 흐르고 부교감신경계는 척추의 경부 끝과 꼬리 끝에서부터 흐른다. 소화불량과 헛배부름은 이 자세를 통해 완화되는 것으로 알려졌다. 부교감신경계로 이동할수록 소화가 잘 될 것이다.

그림 5.8 하프 로커스트

하프 로커스트는 엎드린 자세에서 시작하는 자세 중 하나다. 머리를 턱으로 받치고 팔은 어깨 너비로 벌리며 손바닥은 바닥을 향하게 한다. 한쪽 다리를 공중에서 최대한 뒤로 뻗는다. 자세를 취하는 동안에는 숨을 들이마시고 자세를 풀면서 내뱉는다. 약 10 옴 동안 자세를 유지한다. 한 번에 하나씩 다리를 좌우로 3~7회 뻗는다.

점차 시간을 늘려가면 새로운 효과가 있을 것이다. 자세 효과가 커짐에 따라 이완, 평온, 여유 모두를 경험할 수 있다.

아사나: 해야 할 것

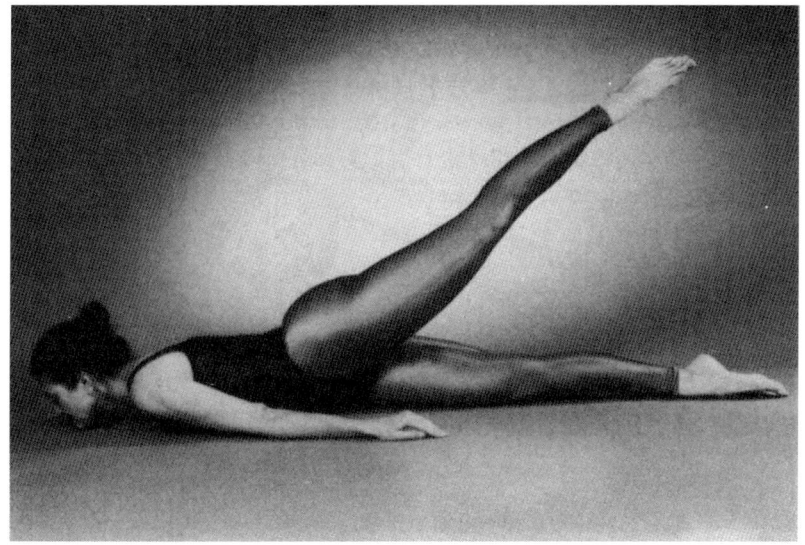

그림 5.8　하프 로커스트

로커스트 자세는 골반 부위에 효과적인 것으로 알려졌다. 로커스트 자세는 또한 복근을 키울 수 있으며 다리의 혈액순환을 개선하는 데 도움이 된다.

그림 5.9 활

활 자세는 엎드린 자세에서 시작한다. 무릎을 굽혀 아래 다리가 몸통과 직각이 되도록 한다. 한 팔을 뒤로 뻗어 발목을 잡는다. 이제 다른 팔로 다른 쪽 발목을 잡는다. 이제 궁수의 활처럼 느슨한 활 자세가 되었다. 활을 잡아당기듯 몸을 팽팽하게 잡아당긴다. 완전한 자세로 들어가면서 숨을 내쉰다. 아치 모양이 되도록 한다. 약 10 옴 동안 숨을 참는다. 이 자세에서 천장 쪽을 바라본다. 자세를 풀면서 숨을 들이마시고 다시 활 자세로 들어가면서 숨을 내쉰다. 당김과 이완을 교대로 3~7회 반복

효과적인 요가 방법: 소매틱 요가 입문

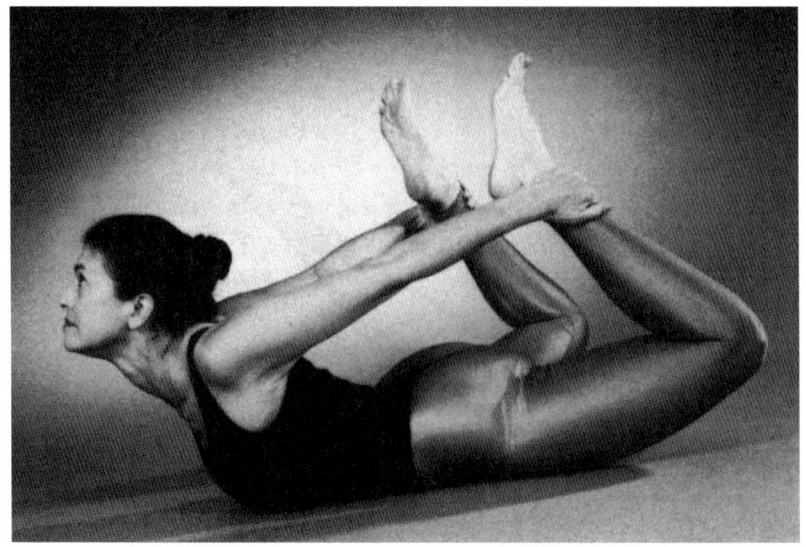

그림 5.9 활

한다.

　활 자세는 복근과 엉덩이 근육을 늘어나게 한다. 척추 곡률을 낮추는 데 도움이 되며 현재의 곡률에 적합할 경우 가스 제거에 도움이 된다. 위 지방 감소에도 도움이 된다.

그림 5.10 척추 비틀기

척추 비틀기는 더 복잡한 자세 중 하나다. 당당한 자세일 뿐 아니라 마쳤을 때 즐거운 보상을 받을 수 있다. 모든 학급이 이 자세를 하는 모습을 바라보면 감탄이 나온다. 어떻게 하는 것일까? 척추 비틀기는 여러 가지 변형이 있다. 여기서 소개하는 것은 그중 하나다.

　두 발을 앞으로 내밀고 바닥에 앉는다. 양 무릎을 약간 구부린다. 한 쪽 발의 뒤꿈치를 구부린 무릎 아래로 가져와 반대쪽 바닥 옆에 놓는다.

아사나: 해야 할 것

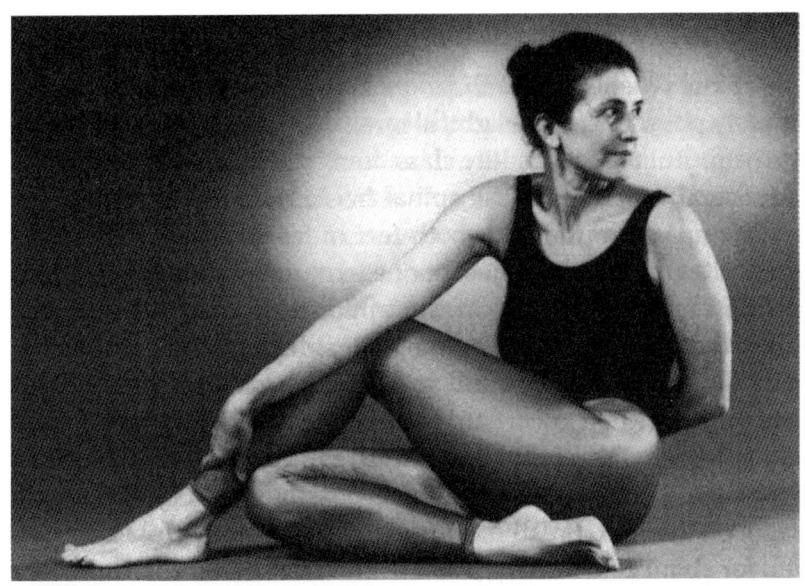

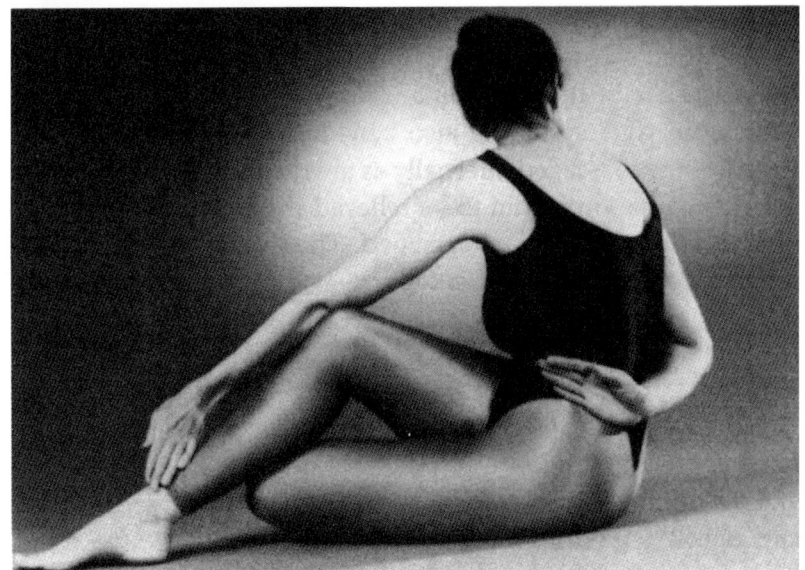

그림 5.10 척추 비틀기

다음에 나머지 발꿈치를 앞쪽 무릎의 반대쪽에 놓는다. 반대쪽 팔이 위로 뻗은 무릎 위에 드리워지도록 몸을 비튼다. 발등의 반대쪽에 닿도록 팔을 뻗는다. 그런 다음 나머지 팔을 허리에 두른다. 머리와 눈은 최대한 멀리 돌린다. 벽의 한 지점에 눈의 초점을 맞춘다. 최대한 규칙적으로 호흡한다. 시작할 때에는 약 20 옴 동안 자세를 유지한다. 최종적으로는 60 옴, 대략 1분 동안 유지하는 것이 좋다. 이제 천천히 몸을 푼다. 시작 위치로 돌아 간다. 반대쪽으로도 반복한다.

척추 비틀기는 척추를 두 방향으로 비트는 자세다. 그 때문에 척추에 도움이 되고 교감신경계에도 도움이 된다. 복근과 마찬가지로 어깨 근육이 내부에서 마사지된다. 이 자세를 통해 변비가 완화되고 소화불량도 줄어든다고 한다. 간, 비장, 신장에도 효과가 있다고 한다.

그림 5.11 요가 무드라

요가 무드라(yoga mudra)는 가부좌 또는 로투스(연꽃) 자세에서 시작할 수 있다. 로투스 자세에서는 몸통 근처의 왼쪽 허벅지에 오른발을 놓는다. 그런 다음 몸통 근처의 오른쪽 허벅지에 닿을 때까지 왼발을 오른쪽 무릎 위에 놓는다. 사람들마다 로투스 자세 난이도가 다르다. 어떤 사람들은 아주 쉽게 하는 반면 다른 사람들에게는 매우 어려울 수 있다.

로투스 자세나 가부좌 자세를 취한 후 양 팔을 등 뒤로 가져간다. 손가락은 깍지를 낀다. 팔을 뒤로 곧게 편 채로 최대한 높이 들어 올린다. 앞 바닥 쪽으로 구부리면서 숨을 내뱉는다. 최대한 굽혔을 때(이마가 바닥에 닿을 수 있을 정도로) 약 20초 동안 자세를 유지한다. 최대한 규칙적으로 호흡한다. 시간이 다 되면 천천히 앉는다. 시체 자세를 취하고 1분 동안 심호흡 한다.

아사나: 해야 할 것

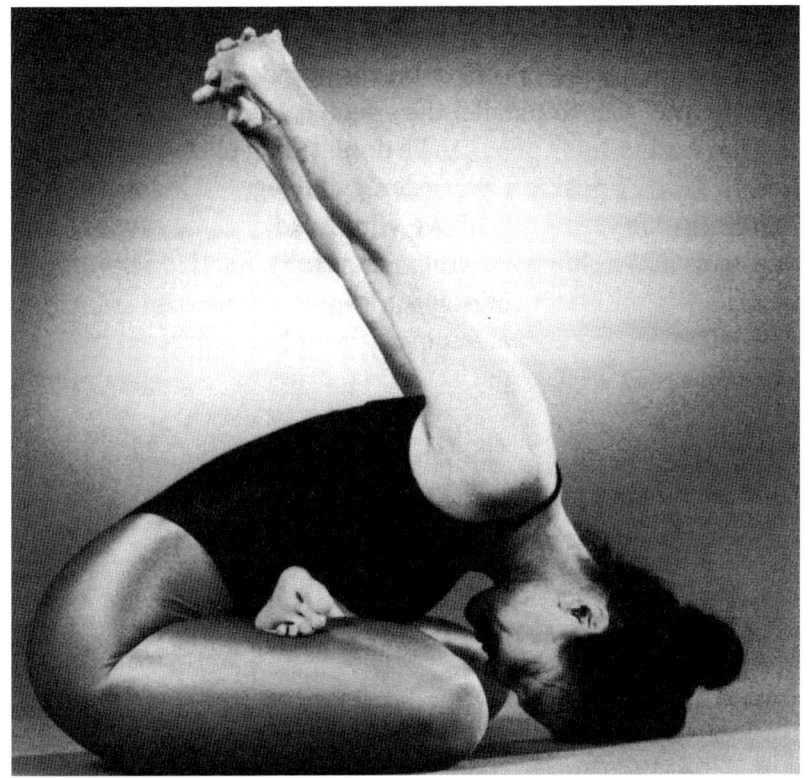

그림 5.11 요가 무드라

그림 5.12 헤드 투 니 자세

헤드 투 니 자세(head-to-knee pose)는 한때 비밀스러운 자세로 여겨졌다. 다른 사람들이 없는 데서 이루어졌을 뿐 일반인 앞에서는 선보인 적이 없었다. 이 자세는 척추 자극뿐만 아니라 쿤달리니에 대한 강력한 영향 때문에 조심스러웠다.

헤드 투 니 자세는 앉거나 서서 할 수 있다. 앉은 자세에서 할 경우 다리를 앞으로 뻗는다. 천천히 주의해서 팔을 머리 위로 올린다. 팔을 천천히 내리면서 숨을 내뱉는다. 두 손을 뻗어 엄지발가락을 잡되 만질 수 없어도 걱정하지 않아도 된다. 발가락 또는 발등에 닿을 수 없으면 발목이나 종아리만 잡아도 된다. 점점 더 머리를 무릎 쪽으로 수그린다. 눈은 감지 않는다. 이 자세에 도달하면 최대한 규칙적으로 호흡한다. 자세를 취하는 과정에서 어느 부위가 팽팽한 느낌이 들었는지 기억한다. 해당 부위를 이완한다. 편안하게 할 수 있는 최대한 많이 수그리고 거기서 멈춘다. 수행하고 이완하다 보면 시간이 지나면서 점차 유연해질 것이다. 처음에는 20 옴 동안 자세를 유지한다. 점차적으로 각 연습 세션을 거치면서 자세 유지 시간을 약 3분으로 늘린다. 그런 다음 시체 자세로 들어가 이완하면서 1분 동안 심호흡 한다.

헤드 투 니 기립 자세는 기립 자세에서 시작한다. 뒤에서 무릎을 잡기 위해 구부리면서 숨을 내쉰다. 무릎을 약간만 구부려도 좋다. 혈압 변화를 고려하여 너무 오랫동안 자세를 유지하지 않는 것이 중요하다. 최

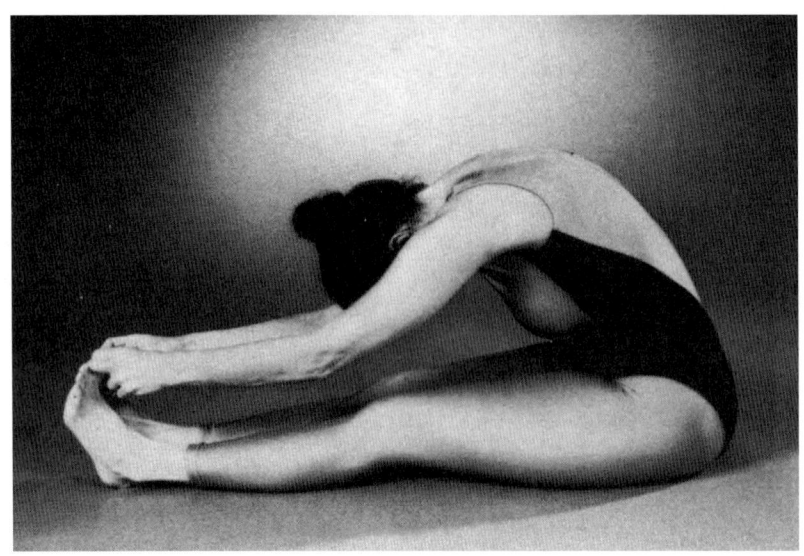

그림 5.12 헤드 투 니 자세

아사나: 해야 할 것

대 10~20 옴 후에 시체 자세를 재개하여 이완하고 1분 동안 심호흡과 고유수용성 인식을 수행한다.

그림 5.13 학

학 자세는 서 있는 자세 가운데 가장 간단하다. 한 발을 들어올려 다리에 얹고 발목을 계속해서 잡고 있는 것으로 시작한다. 균형을 유지하기가 어렵다. 바닥의 한 지점에 시선을 고정하면 균형을 유지하는 데 도움이 된다. 균형 상실은 전정계가 알려주고, 눈은 균형에 매우 소중한 기관이다.

이 수행은 전정계를 자극한다. 복잡한 연관 시스템인 전정계는 균형 유지에 필수적인 역할을 한다. 전정계는 많은 뇌 영역과 연결되어 있다. 이 자세를 함에 따라 많은 몸 움직임을 느낄 것이다. 이러한 움직임은 균형감을 회복하는 데 도움이 될 수 있다. 이 자세에 익숙해지면 몸이 더 안정될 것이다. 초기 흔들림을 즐겨라. 이 자세는 스스로를 일깨우는 데 미묘한 방식으로 사용할 수 있다. 균형에 대한 신경계의 통합적 관여는 매우 정교하다.

한쪽 다리로 당당하게 균형을 잡는 학 자세는 가장 간단한 기립 자세 가운데 하나다. 학처럼 느껴라. 천천히 한쪽 발을 들어올려 무릎 위 다리 앞에서 부드럽게 붙잡는다. 약 20 옴 후에 다리를 바꿔서 한다. 모든 양쪽 자세에서는 양쪽을 번갈아 가면서 수행해야 한다는 것을 기억해야 한다.

그림 5.14 나무

나는 나무 자세를 매우 좋아하게 되었다. 특히 중심성과 평온함을 느끼게 해주는 이 자세의 능력을 특히 높이 평가한다. 두 발로 서서 천천히

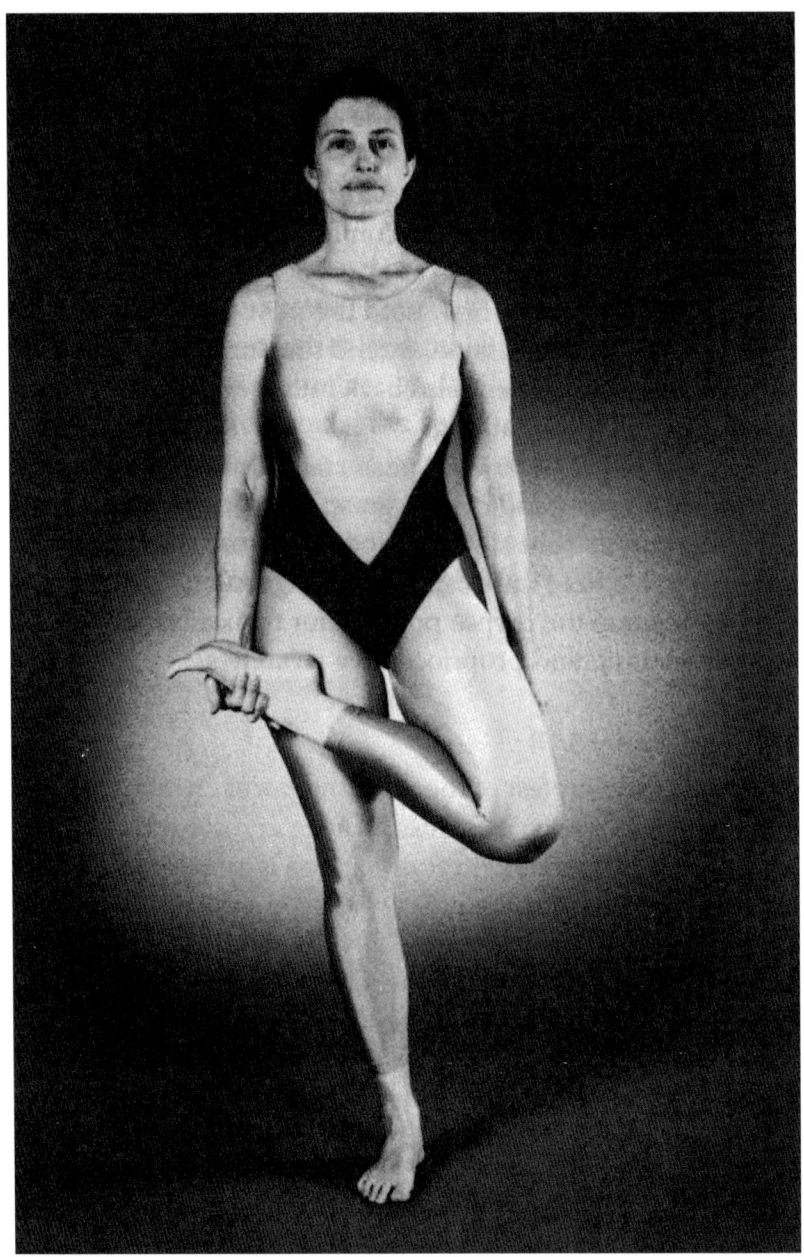

그림 5.13 학

아사나: 해야 할 것

한쪽 발을 들어 올린다. 다른 쪽 손을 이용하여 발을 허벅지에 놓는다. 이제 양손을 머리 위로 들어올려 양 손바닥을 서로 마주친다. 시각적 표적에 눈의 초점을 계속 맞춘 상태에서 이 자세를 20 옴 동안 유지한다. 이제 반대쪽 발을 들어 올려 이 자세를 반복한다.

그림 5.15 물구나무 서기

물구나무 서기는 요가 자세의 왕이다. 이 자세를 수행하는 능숙도에 따라 다르지만 수많은 요가 수행자가 지능 개선, 두피 혈액순환 개선을 통한 노화 및 모발 손상 방지, 몸에 흐르는 중력 흐름의 역전 등 이 자세의 수많은 특성에 대해 이야기한다. 마스터 자세인 물구나무 서기는 자극 정도가 매우 크다. 중력 흐름을 역전함으로써 모든 시스템을 튼튼하게 하는 데 도움이 된다. 이 자세는 아침에 기상하는 데 도움이 되고 잠자는 데에도 도움이 되는 등 의식에 두 가지 효과가 있다. 내가 혼자 살고 있었을 때 한번은 불면증이 심했다. 스트레스가 많았고 박사학위를 이수하는 과정에 있었다. 매일 밤 나는 동일한 패턴을 따랐다. 밤새 두 시간마다 잠을 깨곤 했다. 다시 잠들 수 없었다. 그래서 깰 때마다 몇 초간 물구나무 서기를 하곤 했다. 분명히 낮과 밤 동안에 도움이 되었다.

의학적인 문제가 있다면 물구나무 서기를 하기 전 의사와 상담하는 것이 좋다.

물구나무 서기를 배울 때 어떤 사람들처럼 벽을 사용해서는 안 된다. 벽은 균형을 잡는 데 방해가 될 뿐이다.

나는 물구나무 서기를 처음 시도했을 때 어떤 기분이었는지 기억 난다. 무서웠다. 물구나무 서기는 자신감과 용기를 높여준다고 한다. 물구나무 서기를 정복하면 새로운 자신감과 용기를 느낄 것이다.

효과적인 요가 방법: 소매틱 요가 입문

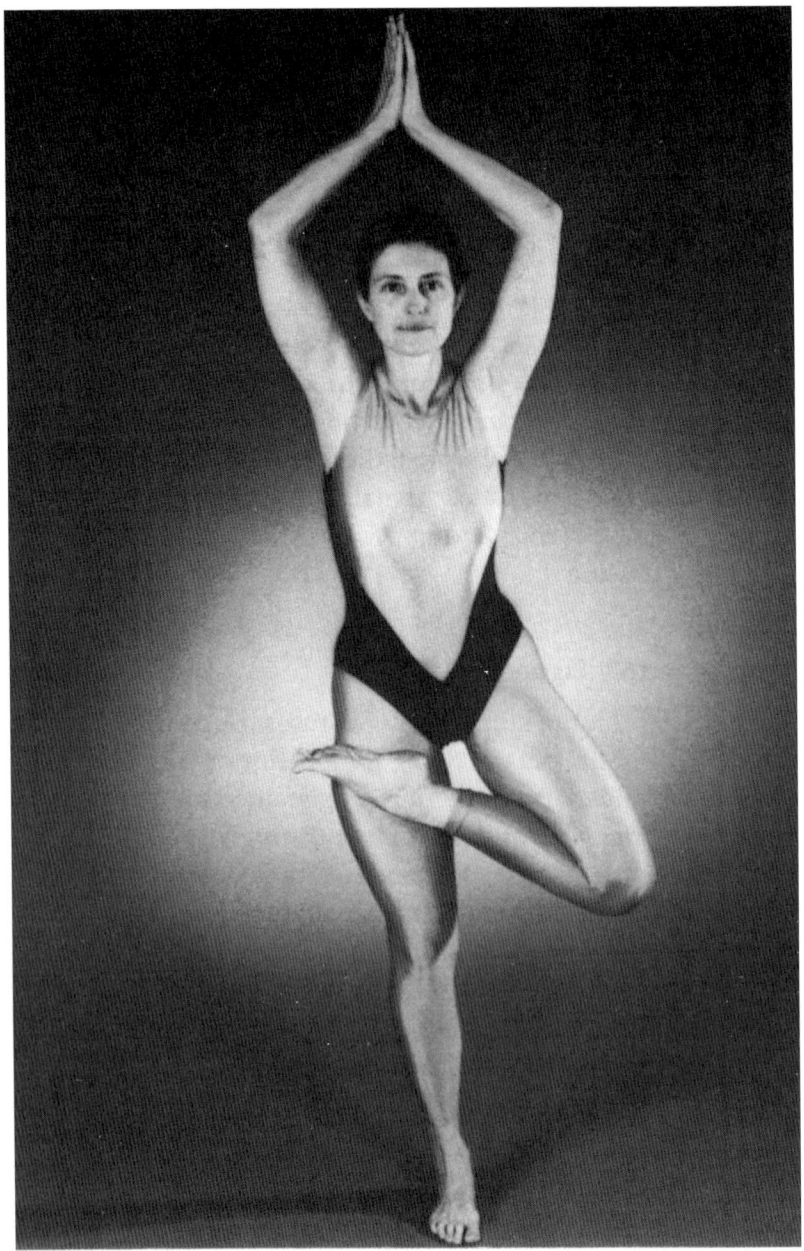

그림 5.14 나무

아사나: 해야 할 것

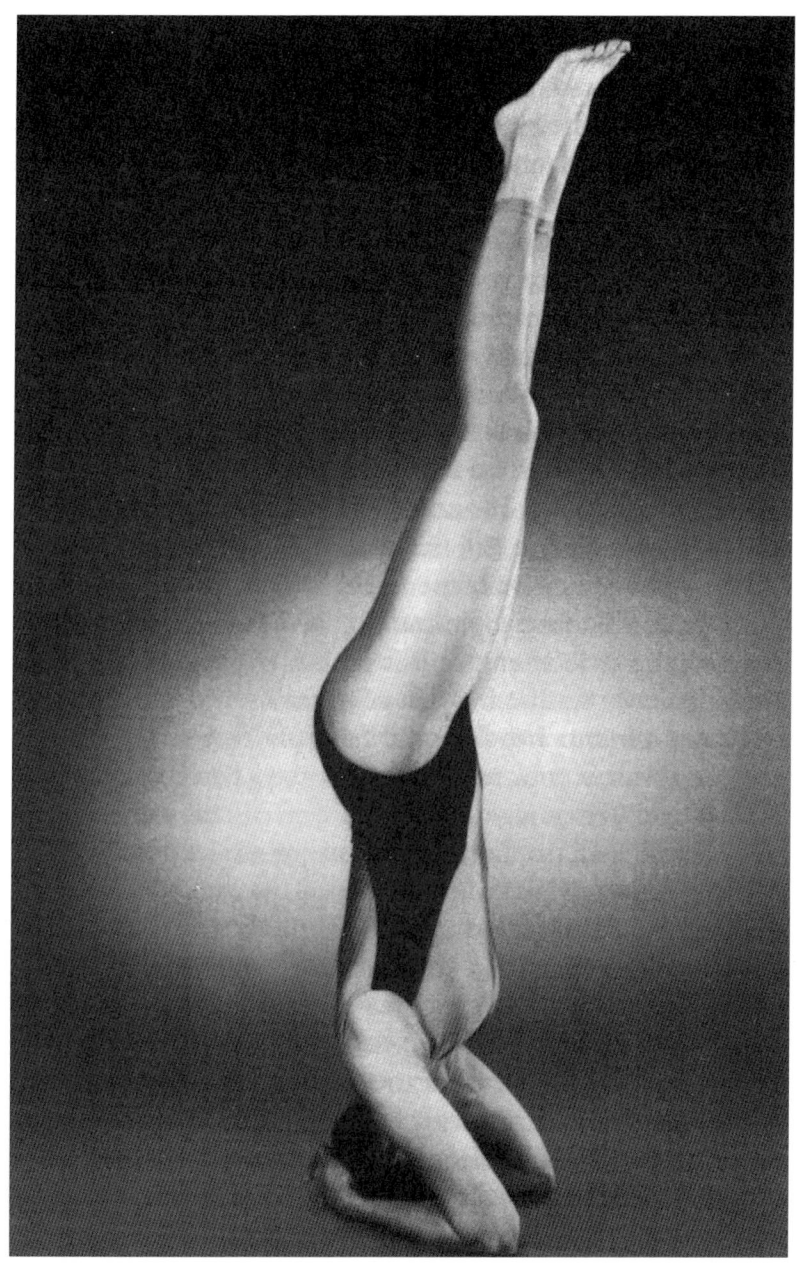

그림 5.15 물구나무 서기

효과적인 요가 방법: 소매틱 요가 입문

물구나무 서기를 하기에 좋은 장소를 찾는다. 사실, 항상 공간이 넉넉한 장소에서 요가를 수행하라. 담요를 네 번 접어서 쿠션으로 사용한다. 손가락을 모아 컵 모양을 만든다. 손바닥이 위로 향하게 해서 손을 바닥에 댄다. 팔꿈치는 머리 너비만큼만 벌려야 한다. 흔히 팔꿈치를 너무 많이 벌리는 실수를 저지른다. 머리와 팔을 이용하여 삼각대를 형성해야 한다. 팔의 각도가 너무 크면 몸을 지지할 수 없다. 예를 들어, 발가락을 서로 180도가 되게 서 있으려고 해보라(발레의 두 번째 자세). 따라서 팔꿈치를 서로 상당히 밀착된 상태에서 시작하는 것이 최선이다. 어떤 사람들은 근력을 사용하여 팔꿈치를 벌린 채 물구나무 서기를 할 수 있다. 부담이 덜 하도록 균형을 통해 자세를 유지하는 것이 훨씬 좋다.

정수리 부분은 바닥에서 다소 떨어져야 한다. 어떤 이유로든 자세를 풀고 싶은 경우에는 올라갔던 것과 같은 방향으로 내려와야 한다는 것을 꼭 기억해야 한다. 실패할 경우 뒤로 재주 넘기를 하겠다는 생각은 아예 하지 말라. 그렇게 할 경우 다칠 뿐만 아니라 공황상태가 발생할 수 있다. 균형을 유지하고 준비가 되면 단순히 바닥으로 내려오면 된다.

이제 무릎을 구부린 상태에서 머리 쪽으로 걷는다. 등이 바닥과 수직이라는 느낌이 들면 멈춘다. 골반을 조금 더 기울인다. 다리를 구부린 상태에서 균형을 잡는다. (몸을 지탱할 만큼 팔에 충분한 힘이 들어갈 때까지 몇 세션 동안 여기서 멈추고 싶을 수 있다. 자세를 취하고 푸는 방법을 알 때까지 자신에게 익숙한 지점을 알아 놓는 것도 도움이 된다.) 한 번에 한 발씩 천장을 향하도록 한다. 다리가 줄로 천장에 매달려 있다고 생각한다. 가벼운 중력의 흐름을 느껴라. 눈은 뜬 채로 시각적 표적에 고정시킨다. 자세를 달성했으면 긴장을 푸는 것을 잊지 말라. 편하게 호흡한다. 옴을 세기 시작한다. 처음에는 20 옴 동안 자세를 유지한다. 추후

아사나: 해야 할 것

세션에서는 시간을 연장할 수 있다.

물구나무 서기에서 내려올 시간이 되면 한쪽 다리를 다시 뒤쪽 바닥을 향해 내리기만 하면 된다. 다른 쪽 다리도 마찬가지로 천천히 내린다. 혈액순환이 회복될 때까지 몇 초 또는 몇 분 동안 앉아 있는다. 얼굴 혈액순환을 개선하기 위해 얼굴을 마사지해도 좋다.

물구나무 서기는 뇌로 가는 혈액순환을 증가시킨다고 한다. 이러한 변화는 생각만큼 크지 않다. 뇌 혈액 공급은 갑작스런 큰 변화에도 매우 균형적이다. 물구나무 서기는 또한 송과체를 자극하는 것으로도 알려졌다. 송과체는 중뇌 바로 위에 있는 샘이다. 그 효과가 광범위한 물구나무 서기는 뇌하수체도 자극하는 것으로 알려졌다. 뇌하수체는 시상하부 아래에 있는 몸의 주요 샘이다. 물구나무 서기는 몸에 대한 중력 흐름의 영향을 변화함으로써 심혈관계를 자극한다. 소화계도 전체 신경계처럼 자극을 받는 것으로 보인다. 이는 자세를 달성하기 위하여 몸이 해야 하는 수많은 노력 때문이다. 물구나무 서기는 몇 가지 종류의 두통을 없애는 데 도움이 될 수 있다. 특정 상황에서 현기증이 사라질 수 있다. 물구나무 서기는 혈관을 더 탄력적으로 만듦으로써 동맥경화에 도움이 된다고 한다. 기억력 개선에도 도움이 된다. 어떻게? 이는 아마도 각성도가 개선되기 때문일 것이다. 정보를 기억하거나 기억을 검색할 수 있으려면 어느 정도의 각성도가 필요하다. 포착하기 어려운 능력인 지능도 개선되는 것 같다. 이것은 아마도 뇌로 전달되는 영양과 산소가 증가하기 때문일 것이다. 아마도 그것은 뇌 기능에 대한 자극 효과와 원래의 경험이 더 효과적으로 처리된 결과와 관련이 있을 것이다. 간, 비장 및 성적 시스템의 기능에 도움이 되는 것으로 알려졌다. 탈장이 완화될 수 있고, 내장 변위가 약화될 수 있다. 물구나무 서기는 일부 천식으로 인한 불편함을

효과적인 요가 방법: 소매틱 요가 입문

완화시킨다고 한다.

결론적으로, 아사나는 일정 시간 동안 유지되도록 고안된 일련의 자세다. 각 자세로부터 최대 효과를 거두는 것이 목표다. 라자 요가에서는 자세를 명상 자세로 사용한다. 여기서 제시된 기본 자세 세트에는 물구나무 서기, 레그즈 업 포지션, 하프 숄더, 시체, 쟁기, 척추 비틀기, 물고기, 활, 코브라, 로커스트, 요가 무드라, 숄더 스탠드, 헤드 투 니 자세, 학 및 나무 자세 등이 포함된다.

각 자세에서 시간을 측정하는 데 옴 세기를 사용하면 도움이 된다. 이는 중심화 효과가 있기 때문에 명상 체험에도 도움이 된다. 아사나는 명상과 일상생활을 준비하는 데 도움이 된다.

이러한 자세가 가져다 주는 장점을 기억하는 것 중요하다. 자세의 장점을 염두에 두면서 수행하면 수행에 따른 전반적 효과에 도움이 된다.

기본적인 자세 세트를 제시했으므로 이제부터는 요가 세션을 조직하는 방법에 대해 알아보자. 나는 요가 훈련을 시작할 때 각각 20 옴 동안 처음 세 가지 자세부터 하라고 제안하고 싶다. 그런 다음 매주 그 다음 자세를 추가한다. 각 자세를 추가할 때는 20 옴을 세는 것으로 시작한다. 점진적으로 시간을 늘리라고 권고하는 자세의 경우 해당 자세에 권고된 최대 시간에 또는 자신에게 적합한 것으로 보이는 최대 시간에 도달할 때까지 매주 약 30 옴을 추가한다. 이는 또한 요가 수행에 얼마나 많은 시간을 할애할 수 있느냐에 따라 달라질 수 있다. 시간이 부족할 경우 자세당 최소 30 옴이 좋다. 편안한 자세를 오래 유지할수록 이점이 커질 것이다. 하지만 권장된 시간 제한을 준수하는 것을 잊지 않아야 한다.

아사나: 해야 할 것

점진적으로 자세를 추가한 후, 요가 세션 구조는 다음 사항을 포함할 수 있다.

워밍업 움직임(3분)

아사나
- 레그즈 업(1분)
- 하프 숄더 스탠드(40초)
- 물고기(3분)
- 쟁기(3분)
- 코브라(3회 반복)
- 로커스트(3회 반복)
- 활(3회 반복)
- 척추 비틀기(양쪽 1분씩)
- 요가 무드라(20초)
- 헤드 투 니 앉기(1분)
- 나무 자세(양쪽 20초씩)

프라나야마(제6장 참조)
- 3세트의 빠른 호흡 15회 반복에 이어 호흡 멈춤, 교호 호흡 4회 반복

프라티야하라(제7장 참조)
- 안내를 받는 상태에서 이완한 다음 1분 동안 유지

집중(적절한 표적을 설정함)

명상(15~20분)

통일

상기 사항을 모두 하는 데 소요되는 시간은 1시간 미만이다. 아침이나 저녁에 15분의 명상 시간을 추가한다. 개인 일정을 고려하여 다양한 방식으로 수행을 나눌 수 있다. 각 자세마다 고유한 장점이 추가되며 각 자세는 이전 자세의 효과를 바탕으로 한다. 어떤 사람들은 자세를 먼저 하고 나중에 명상하는 것을 선호하고 또 어떤 사람들은 자세를 하기 전에 명상하는 것을 선호한다. 나 같은 경우에는 일반적으로 명상을 준비하기 위해 먼저 신체적 수행을 하는 것을 선호한다. 다른 때에는 간단한 프라티야하라 이완을 한 뒤에 명상을 한다. (15주짜리 소매틱 요가 프로그램에 대해서는 부록 1 참조.)

6
프라나야마: 호흡 운동

마음은 또한 숨을 내쉬고 유지함으로써 평온해질 수 있다.

Patanjali

나는 요가를 정말 즐겼는데 이 수업을 통해 배우게 돼 정말 행복하다. 나는 스트레스가 많은 시간(특히 호흡을 이완시키는 것)과 휴식이 필요하고 이완과 긴장을 풀 필요가 있는 힘든 시간(장기간 공부하는 동안처럼)에 요가를 수행해야 한다는 것을 내 자신이 기억하고 있음을 알게 되었다. 나는 요가를 수행하지 않으면 집중이 잘 안 된다는 것을 알게 되었고 나는 그것이 이완하고 다시 집중하는 데 시간이 필요하기 때문이라는 것을 알았다. 나는 그러한 산만한 느낌을 어떻게 처리할 지 효과적인 수단이 없었으나 이제는 요가 수행이 완벽한 열쇠라는 것을 깨달았다. 나는 특히 점진적인 이완을 연습해 왔으며 가끔은 이완해야 할 필요가 있는 많은 에너지를 소모했을 때 요가가 특히 도움이 된다는 것을 알았다. 한동안 요가를 수행하지 않다가 다시 할 경우 이는 마치 다시 집에 돌아온 것, 즉 내 자신으로 다시 돌아온 것과 같다. 다시 요가를 할 수 있다는 것이 너무 좋다.

요가 학생

요가 수행에 있어서 안팎으로 산소와 이산화탄소를 교환하면서 규칙적 및 불규칙적으로 호흡하는 패턴은 내부 코어를 제어하는 또 하나의 수단이다. 이것을 어떻게 할 수 있느냐는 뇌간에 위치한 수질을 자극하는 것과 어떤 관계가 있다. 호흡의 리듬을 의식적으로 바꾼다는 것은 호흡을 직접 처리한다는 것과 같다. 리듬을 자동적으로 제공하는 데 사용되는 수질은 외부 리듬에 의해 무시된다. 의식적으로 호흡함으로써, 고유한 리듬과 환경에 반응하기보다는 자기 스스로를 통제한다. 이 특이한 과정을 통해 흡입된 가스의 혼합물과 혈액의 가스 성분을 마음대로 바꿀 수 있다. 이 때문에 혼란스러워진 수질은 망상 활성계를 통해 뇌에게 메시지를 보내 무언가 바뀌었으니 조심하라고 알린다. 아주 짧은 시간 동안 비정상적인 호흡 패턴을 유지하게 된다. 이를 통해 산소와 이산화탄소의 균형이 바뀌고 유기체가 강화되는 등 두 가지가 달성된다.

요가 수행자들에 의해 생명력으로 간주되는 프라나(prana)는 모든 물질 진화의 근원이고 모든 물체의 고향인 원시 에너지다. 인체에서 생명 에너지 위치는 복강 신경총(명치)이다. 프라나가 거기에 저장되어 있다고 여겨진다. 모든 에너지 형태는 프라나에서 비롯된다. 사이클이 시작되면 모든 힘은 프라나에서 나온다. 사이클이 끝나면 프라나로 돌아온다. 정신적이든 물리적이든 우주의 모든 힘이 원래 상태로 돌아갈 때, 그것이 프라나다.

프라나야마(pranayama)는 호흡 조절, 우주 프라나 조절에 대한 훈련이다. 호흡 운동의 목적에는 정신물리적 이완, 원기 회복, 휴면 에너지의 방출, 정신적 평온의 창출이 포함된다. 정신물리적 이완은 신체 상태의 변화를 통해 이완 상태를 창출하는 것을 말한다. 이것은 호흡 수행을 통해 혈중 산소 농도를 증가시키고 산소와 결합해서 근육에서 젖산을 제거함으로써 달성된다. 원기 회복은 보다 완전한 호흡 패턴으로의 복귀와 관련이 있다. 나이가 들어감에 따라 점점 더 호흡이 어려워지는 경향이 있다. 호흡 능력을 의도적으로 개선함으로써 어떤 의미에서 젊은 시

프라나야마: 호흡 운동

절의 활력으로 돌아갈 수 있다. 위기의 순간에 초능력을 발휘하여 밑에 깔린 사람을 구하기 위해 차를 들어 올렸다는 체구가 작은 늙은 여자에 대한 이야기를 들어본 적이 있다면 그녀에게서 휴면 에너지가 방출되었다는 생각이 들 것이다. 아마도 지금까지 살아오면서 평상시보다 훨씬 많은 놀라운 양의 에너지가 생겼던 때를 경험한 적이 있을 것이다.

정신적 평온은 두 가지 호흡 흐름의 균등화를 통해 달성된다고 한다. 좌측 콧구멍(이다, ida)과 우측 콧구멍(핑갈라, pingala)은 여성과 남성을 가리키는 것으로 간주된다. 이러한 여성 및 남성 흐름(달과 태양, 물과 불)은 물(달)과 같이 조용하고 불(태양)과 같이 활력이 넘치는 것으로 간주된다. 음과 양의 생명 에너지가 잘 결합하면 새로운 종류의 에너지가 생성된다. 이러한 새로운 종류의 에너지는 극도로 미묘하다. 그것은 뇌 속 의식의 자리를 향해 위쪽으로 이동한다.

Mishra는 Fundamentals of Yoga라는 책에서 호흡 과정과 호흡의 신경학적 조절의 상호 생리적 상관관계에 대해 설명했다. 그는 호흡, 심박수, 혈압 등 생명 기능이 위치한 수질 중추에 대한 피질의 조절에 대해 언급했다. 이 호흡 중추는 보통의 경우 의식적으로 조절되지 않는다. 해당 기능의 리듬은 감정 톤에 따라 변동하며 피질의 억제 매개 기능에 의해 약간 조절된다. 호흡이 조절되는 다른 부위는 수질의 호흡 중추다.

Mishra는 또한 호흡 과정에 뇌신경도 관여한다고 언급했다. 12개 신경으로 되어 있는 뇌신경(cranial nerves, CN)은 중추신경계에서 나오는 말초 분기다. 호흡에 관여하는 뇌신경에는 CN V, 삼차신경; CN VI, 외전신경; CN VII, 안면신경; CN VIII, 전정신경 및 와우신경; CN IX, 설인신경; CN X, 미주신경; CN XI, 척추부신경; CN XII, 설하신경 등이 있다.

라자 요가에서는 외부 호흡 수행을 강조하지 않는다. 특정 상태의 명상에 도달하면 특별한 내부 호흡 패턴이 자동적으로 수행되기 시작한다. 어느 시점에 가면 아마도 자신을 초의식과 동일시하게 될 것이다. 이것은 완벽한 프라나야마 상태다. 또 다른 상태는 흡기와 호기 동안 흉부가 움직이는 것을 잊고 초의식과 동일시할 때 발생한다. 이것은 고급 단계의 프라나야마다.

라자 요가 호흡 수행은 의지력만 있다면 가능하다. 손을 사용하지 않는다. 하타 요가에서는 교호 호흡을 위해 손가락을 사용할 수 있다. 호흡은 자발적이거나 비자발적일 수 있다. 피질 조절, 즉 자기 조절을 통해 호흡 패턴을 바꿀 수 있다. 그것은 일반적으로 반사 조절에 따른다. 호흡에서는 신경근 활동의 통합이 필요하다. 또한 화학적 또는 가스 교환도 있다. 호흡률에 관한 정보는 혈중 이산화탄소압 수준을 보면 알 수 있다.

두 가지 종류의 요가 호흡 패턴에 대해 살펴볼 것인데, 급속 호흡 또는 카팔라바티(kapalabhati)가 그 중 하나다. 다른 하나는 교호 호흡이다. 요가 수행자마다 권장하는 호흡 패턴이 다양하다. 이 두 가지는 큰 도움이 될 것이다.

카팔라바티 또는 급속 호흡은 복식 또는 횡격막 호흡을 말한다. 이 호흡의 목적은 호흡계와 비강을 청소하는 것이다. 이 호흡은 몸의 모든 조직을 자극하는 것으로 알려졌다. 손을 편안하게 무릎 주변에 동그랗게 모아 쥔 채 편안한 가부좌 자세에서 급속 호흡을 시작한다. 호흡 핸들로 복부를 사용해서 숨을 내쉴 때 복부를 안으로 당긴다. 그런 다음 들이마신다. 최대한 숨을 빨리 마시고 내쉰다. 코로 호흡한다. 너무 세게 호흡하지 않도록 한다. 15회 이상 빠르게 숨을 마시고 내쉰다. 정상적으로 호흡한다. 마지막으로 15회 급속 호흡을 수행한다. 숨을 마시고 참는 것

프라나야마: 호흡 운동

으로 과정을 마친다. 눈은 매번 뜬 채로 있는다. 편안하게 할 수 있는 한 숨을 오랫동안 멈춘다. 숨을 내쉰다. 몇 초 동안 정상적으로 호흡하고 호흡 수행에 따른 감각이 어떤지 인식한다.

자발적인 조절을 위해 호흡률을 자기 손으로 하면 수질이 자극을 받을 것이다. 자극으로 인해 수질은 망상 활성계를 통해 다양한 뇌 영역으로 메시지를 전달하게 된다.

교호 호흡은 명상 훈련이다. 이 호흡의 모든 측면은 주의를 끌 수 있도록 고안되었다. 산만해질 때마다 수행의 일부 측면을 망각했다는 것을 알게 될 것이다. 주의가 되돌아올 것이다. 고전적인 라자 요가에서는 프라나야마 동안 손을 사용하지 않지만 현대의 라자 요가나 소매틱 요가에서는 교호 호흡 동안 손을 사용한다. 오른손을 이용하여 엄지를 오른쪽 콧구멍에 댄다. 집게 손가락과 가운데 손가락을 손바닥 쪽으로 접는다. 처음 시작할 때에는 일종의 중심축으로서 이 두 손가락을 이마에 놓고 싶을 수 있다. 오른쪽 손가락과 새끼손가락으로 왼쪽 콧구멍을 막는다.

이제 손가락으로 왼쪽 콧구멍을 막은 상태에서 오른쪽 콧구멍을 통해 숨을 들이마신다. 1개 단위 또는 옴 1 동안 들이마시고 오른쪽 콧구멍을 4개 단위 동안 또는 옴 4까지 막으며 왼쪽 콧구멍을 열고 2개 단위 또는 옴 2까지 내쉰다. 이것이 한 사이클이다.

좌측부터 시작해서 과정을 반복한다. 1을 세는 동안 왼쪽 콧구멍을 통해 들이마시고 4를 세는 동안 숨을 참고 2를 세는 동안 오른쪽 콧구멍으로 내쉰다. 눈은 뜨고 있어야 한다. 배로 호흡한다. 깃털이 코 앞에 있다고 생각하고 이 깃털이 흔들릴 정도로 세게 호흡하지 않도록 한다. 처음에는 이 사이클을 1회 수행한다. 이후 세션에서는 최대 150회까지 반복할 수 있다. 또한 각 프로세스 단계를 유지하는 시간을 늘리고 싶을 수도 있다. 비율은 1:4:2다. 준비가 됐을 때 2:8:4로 바꾼다. 2를 세는 동안 들이마시고 8을 세는 동안 호흡을 멈추며 4를 세는 동안 내뱉는다. 비율의 상한선은 8:32:16이다. 자신을 압박하지 말 것. 준비가 되면 시간을 연장하라. 준비가 되었는지 알 수 있는 한 가지 손쉬운 방법은 자기도 모르게 수 세기를 잊은 채 현재 한계를 넘었을 때이다. 편안하다면 다음 수준으로 시도할 준비가 됐음을 느낄 수 있다. 특히 숨이 가쁜 느낌은 피해야 한다. 그것은 교감신경계 자극제가 될 것이다.

위에서 설명한 프라나야마를 수행하면 명상이 크게 향상될 것이다.

7
프라티야하라: 점진적 이완

나에게 이번 학기 요가는 나의 전신, 마음, 정신과 접촉하는 계기가 되었다. 고등학교 이후 나는 내 몸을 매우 자연의 법칙에 따라 사용하지 않았다. 나는 몸이 좋지 않았고 내 몸과 멀어져 있었는데 이번 학기 요가에 대한 느낌은 '내 몸과 접촉한' 것이었다. 이것을 달성했다고 생각한다. 나는 모든 면에서 내 자신과 매우 조화를 이루었다. 그것은 나에게 매우 멋지고 집중할 수 있는 경험이었다. 내 몸과 조화를 이룬다는 것은 정신과도 조화를 이룬다는 의미였다. 집중할 수 있고, 살아 있으며, 웰빙으로 가득 찬 느낌이 든다! 그래서 나는 매우 긍정적이며 여름이나 희망적으로는 지금 당장 요가를 계속할 것이다. 이 수업은 영감과 성취감을 주는 경험이었다.

내 몸은 정말로 깨끗해졌고, 더 건강해지고 더 균형적이며 살아 있는 느낌이 들었다. 내 마음과 정신도 마찬가지다. 그것은 전체 존재로서의 나에게 정말로 긍정적인 경험이었다.

요가 학생

프라티야하라는 점진적인 신체 이완과 감각 내려놓기를 의미한다. 이러한 주의력과 주의력 내려놓기의 과정에서는 몸의 주변부부터 의식을 내려놓는 능력이 나온다. 주의력은 사지에서 빠져나와 몸을 통해 위로 이동한다. 주의력은 이제 제 3의 눈 영역인 이마 중앙에 모인다. 이를 통해 최대한의 주의력, 에너지 및 인식을 우리가 하는 일에 쏟을 수 있다. 부주의가 아닌 인식을 높이는 것이 이 감각 내려놓기 수행의 목적이다.

연구에 따르면 경쟁적인 자극은 감각계 사이 주의를 분산시킴으로써 주의를 기울이지 않은 감각 모드의 반응을 감소시키는 것으로 나타났다. 감각 모드에 주의를 기울이고 경쟁적인 자극을 낮추며 해당 감각 모드에 감각 입력을 늘리면 이러한 감각 입력으로부터 최대 효과를 거둘 수 있다. 희석되지 않은 순수한 반응이 더욱 강해질 것이다.

프라나야마는 능동적이고 프라티야하라는 수동적이다. 프라티야하라는 반복 수행 시 누적 효과를 발휘하며 긴장을 이완하고 몸의 긴장을 푸는 데 더욱 효과적이다. 나는 근육을 이완하기 전에 긴장시켜야 한다는 Edmund Jacobson(1938)과 Swami Satchidananda(1970)의 '점진적 이완 접근법'을 사용하지 않는다. 근전도 기록에 따르면 근육이 수축하면, 즉 근육 활동이 증가하면 다시 이완하는 데 시간이 걸린다. 근육을 긴장시킬수록 근육은 그러한 긴장을 더욱 유지한다. 그런 종류의 긴장이나 수축은 풀기가 어렵다.

대안으로는 무엇이 있을까? 나 같은 경우에는 피험자가 몸의 특정 부분에 주의를 기울이도록 한다. 그는 해당 부위가 이완될 것이라고 스스로 암시한다. 그런 다음 잠시 멈춰서 그러한 암시 결과인 지각된 이완을 느낀다. 나는 일반적으로 넓은 신체 부위를 대상으로 이렇게 한다. 마음은 해당 부위를 이완하는 데 필요한 특정 활동을 조율할 수 있다. 천천히 암시를 3회 반복한다. 이완 암시는 대개의 경우 매우 효과적이다.

여기에 내가 일반적으로 제공하는 지침, 즉 프라티야하라에 대한 한 가지 접근법이 있다. 최대 이완을 위해서는 스스로에게 이완을 허용해야 한다. 경계하고 감시하고 책임감 있고 자기 주도적이고 통제하며 안내하는 자신을 위해 긴장을 풀 수 있도록 명확히 허용해야 한다. 발을 약 50cm 벌리고 손은 손바닥을 위로 가게 하여 옆구리에서 약 25cm 떨어

프라티야하라: 점진적 이완

지게 바닥에 놓은 상태로 바닥에 눕는다. 자신이 골반, 어깨 등 어느 부위를 잡고 있는지 알아보기 위해 몸을 확인한다. 발과 손을 부드럽게 흔든다. 바닥에서 머리를 굴리는 것은 내려놓기의 마지막 동작이다.

나를 따라 해보라. 나는 당신과 나를 상대로 말하는 것이기 때문에 조용히 1인칭으로 말할 것이다. 내가 몸의 각 부위를 언급할 때 해당 부위에 주의를 기울이고 그곳이 이완된다고 암시하면서 그곳이 이완되고 있다고 느껴라. 프라티야하라에서는 (1) 표적 부위에 주의를 기울인다, (2) 그곳이 이완된다고 암시한다, (3) 암시의 효과를 느낀다 등의 단계가 필요하다.

'내가 발을 이완하고 있다, 내 발이 이완되고 있다, 나는 발을 이완하고 있다. 내가 다리를 이완하고 있다, 내가 다리를 이완하고 있다, 내가 다리를 이완하고 있다'를 스스로 반복한다. 이것을 골반, 복부, 흉부, 등, 손, 팔, 어깨, 목, 머리, 내부 장기, 뇌, 얼굴, 턱 등 각 부위에 대해 수행한다. 마지막으로 '나는 전신을 이완하고 있다, 내 전신이 이완되고 있다, 나는 내 전신을 이완하고 있고 편안하다'고 말하라.

약 5분 동안 그 상태에서 의도적으로 이완하고, 여전히 깨어 있고, 온전히 고요한 채로 남아있어라. 마음을 맑게 유지할 수 있다면, 물리적 이완을 유지할 수 있다면, 앉은 채로 그러한 이완 느낌을 유지할 수 있다면, 명상에 크게 도움이 되는 상태를 달성한 것이다. 똑바로 앉은 후에도 이 과정을 빠르게 반복하면 지속적인 이완이 확실해진다.

지금까지 감각 내려놓기, 즉 프라티야하라 과정을 살펴보았으므로 이제부터는 집중에 대해 살펴보자.

제3부

소매틱 요가에서 마음

8
마음 집중

집중(다라나)은 몸 안에 있는 정신적 의식 중심 안에 마음을 고정시키거나, 몸 안이나 바깥에 있는 어떤 신성한 형태에 마음을 고정시키는 것이다.

Patanjali

실제로 명상에 들어간 것은 학기가 끝날 때였다. 처음에는 지루하고 산만했다. 이제 나는 내내 명상을 유지할 수 있으며 꿈 같은 상태로 들어가서 이완된 채로 때때로 문제를 해결한 상태로 명상에서 빠져나올 수 있다.

요가 학생

요가에는 집중을 촉진하는 다양한 활동이 포함된다. 집중을 허용하는 정도인 명상은 집중을 광범위하게 수행한 후 의식적인 마음에서 시작된다. 집중할 수 있는 사람은 소수에 불과하며 명상은 더욱 적다. 집중할수록 명상으로 나아갈 가능성이 높아진다. 그런 종류의 진화가 여러분에게 일어나기란 어렵다. '수동적 의지'라고 하는 것을 사용해야 한다. 시도함이 없이 시도해야 한다. 그것이 일어날 수 있도록 허용해야 한다.

집중 기술을 개발하는 데에만 사용되는 일부 절차에서는 주의를 고정하기 위해 눈을 사용한다. 이러한 절차를 트라타캄(tratakam), 즉 응시 훈련이라고 한다. 일부 집중 훈련에서는 어떠한 감각도 사용하지 않고 마음만 사용한다. 일부 집중 훈련에서는 몸 자세도 사용하고, 또 다른 집중 훈련에서는 집중 표적을 전혀 사용하지 않는다. 시드(seed) 없는 명상을 수행한다. 목표는 마음을 '하나에 집중하도록' 만드는 것이다. 다른 많은 활동에서 기능하는 능력과 마찬가지로 집중도 수행을 통해서 개선된다.

명상을 위해 방 한 개나 방 일부를 따로 확보하는 것이 도움이 된다. 그렇게 하면 두 가지 이점이 있다. 그러한 두 가지는 명상 상태가 방과 연관되기 시작할 것이라는 것과 수행 과정에서 나오는 진동이 그 방에 모이기 시작할 것이라는 것이다. 이와 같은 두 가지 현상으로부터 적어도 환경적 암시나 조건적 효과를 인식할 수 있다. 명상하기에 조용하고, 자연적이며, 평화스러운 장소는 그러한 장소를 찾기 위해 창의력을 발휘한다면 무수히 많다.

장기간 고정된 자세를 유지하는 방법은 미스터리다. 고정 자세를 유지하기 위해서는 많은 행동이 필요하다. 이러한 행동은 신경근 시스템 및 관련 시스템 내 억제성 뉴런이나 억제 회로가 수행한다. 움직이고 싶은 바람이나 생각이나 충동이 커지기 시작하면 효과적으로 차단된다.

가능한 명상 초점이나 표적으로는 다음 범주가 제시된다. 학생들은 다양한 접근법을 시도하는 것이 좋다. 학생들은 자신의 성격과 가장 잘 맞는 것을 선택해야 한다. 사람마다 명상에 적합한 접근법, 즉 그 순간과 관련된 접근법이 있다. 일부 접근법은 아주 자연스럽게 나타나지만, 전부 그런 것은 아니다. 명상 표적으로는 시각적 명상 표적, 청각적 명상 표적, 촉각적 명상 표적, 후각적 명상 표적, 미각적 명상 표적 등이 있다.

마음 집중

시각적 명상

시각적 명상과 응시 훈련의 표적으로 선택한 물체에 주의를 집중하면 어느 물체든 시각적 명상의 표적이 될 수 있다. 표적은 가급적이면 자신에게 특별히 의미가 있는 것이면 좋은데 촛불(나중에 지침이 내려질 것이다), 만다라(고전적인 것이든 자신만의 것이든), 달, 몸의 일부, 사람 또는 사람의 눈, 푸른 등, 자기 내면의 빛, 해방된 사람의 사진(인도 구루 또는 단순하게 자신이 숭배하는 사람) 또는 자기 자신의 거울 이미지 등이 될 수 있다.

모든 감각 모드와 같이 시각적 집중/명상 표적의 경우에는 표적에 주의를 기울이고 지속적으로 해당 표적에 대해 주의를 집중한다. 이는 마음이 산란하면 반복적으로 표적으로 주의를 돌려야 한다는 의미다. 따라서 표적에 대한 주의를 유지하려면 어떤 보조도구를 사용하는 것이 유용하다. 우리는 옴 세기를 사용한다. 1부터 10까지 천천히 센다. 각 호흡마다 표적으로 주의를 돌린다. 마음 속에 복잡한 생각이 생기면, 그것이 떠내려가도록 그저 내버려 둔다. 세는 것을 잊었으면 다시 세기 시작한다.

촛불 명상

촛불 명상은 다른 시각적 표적을 대상으로 한 명상과 비슷하지만 촛불이 광원이라는 점에서 다르다. 여러분의 주의가 허용하는 상태는 평온하고 활력이 넘치는 중심 상태다. 명상에서 촛불은 방사 광원이며 다른 물체는 반사광으로 보인다. 촛불은 깜박거리는 불빛으로서 시선을 끈다.

촛불 명상을 시작하려면 촛불의 불꽃을 눈 높이에 맞춘 상태에서 촛불과 팔의 길이만큼 떨어져 앉는다. 1분 동안 촛불의 불꽃을 바라보고 눈을 감은 상태에서 1분 동안 잔상을 본다. 이것을 3회 반복한다. 그런 다음 눈을 감고 몇 초 동안 휴식을 취한다.

존경하는 사람의 사진을 바라보면서 하는 명상

특정 인물이나 사진을 선택하는 이유는 여러 가지 요인에 따라 달라진다. 무의식적으로 선택하다 보니 사람을 선택한 이유를 정확히 모를 수 있다. 누군가를 존경하는 이유는 자기 자신 안에 잠재된 특성 때문이며 거기에는 낮은 수준의 인식이 존재한다. 사진에 몰입하면 명상 대상자의 특성을 닮을 수 있는 것으로 알려졌다. 이것은 잠재력의 발현 때문일까? 때때로 구루는 자신의 사진을 나눠줄 것이다. 이는 허영심 때문이 아니다. 구루는 자기 사진을 명상 표적으로서 또는 최소한 그가 나타내는 의식 상태의 환경을 회상시키기 위해 내놓는 것이다.

내면의 빛

명상이 발전해 가는 동안 나는 눈을 감은 상태에서 연한 푸른색 빛을 보기 시작했다. 내면의 푸른색 빛은 다양한 속도로 부드럽게 물결치는 것처럼 보였으며 심지어 내 앞에서 공중으로 사라졌다. 신기하게도 나는 Ernest Odds의 〈요가 사전〉에서 이에 대한 언급을 발견하기 전까지는 그것이 무엇인지 몰랐다. 고대부터 명상가들이 그것을 경험했다는 사실은 나의 주관적 경험을 뒷받침했다. 이것은 과정상의 빛일까?

명상에서 푸른색 빛 경험은 Wilder Penfield가 개발한 외과 수술에 수반되는 확산광에 대한 경험과 비슷하다. 이 수술에서 환자는 국소 마취를 받았고, 두개골과 보호 덮개를 제거하여 피질을 노출시켰고, 간질 병소의 정확한 위치를 결정하기 위해 피질을 자극했다. 환자들은 다양한 경험을 보고했다. 그들의 주관적 보고로부터 후두엽 자극은 패턴화된 빛이 아닌 확산광의 경험을 낳는다는 것을 깨달을 수 있었다. 명상가의 내면의 빛이 후두엽의 내부 자극 때문일 수 있음을 추후 발견할 가능성이 있다.

응시 훈련

트라타캄(Tratakam)은 시각적 표적에 고정하는 능력을 가리키는 시각 응시를 훈련하는 활동과 관련이 있는 요가 수행이다. 고정된 시각적 위치를 달성할 수 있는 사람은 거의 없으며 오랫동안 그러한 고정 상태를 유지할 수 있는 사람은 더욱 없다. 감각적 입력을 하나의 입력 채널로 제한하여 마음을 진정시킬 수 있는 능력은 바로 이 수행에서 비롯된다.

코 응시는 눈의 세 가지 위치다. 코 응시를 통해 외안근 자극 강화, 내안근 이완, 시각적 입력의 감소 등 여러 가지를 달성할 수 있다. 코 응시를 수행하는 것은 감정적인 기분이 들 때 아래를 내려다보는 것과 약간 비슷하다. 이렇게 하면 시각적 입력이 제한될 뿐만 아니라 전반적 분위기에 긴장이 더 높아지기도 한다. 긴장을 풀고 코에 주의를 기울이고 일정 시간 동안 그 자세를 유지하면 해당 위치를 담당하는 뇌 영역이 자극을 받는다.

Mishra(1959)는 사람들이 코 응시와 전방 응시 둘 다를 하고 싶을 것이라고 주장한다. 그는 사람들이 왜 두 가지 응시를 모두 하고 싶어하는지 그 이유에 대해서는 언급하지 않았다. 권위 있고 때로는 미스터리한 Mishra는 믿고 따라야 할 많은 권장사항을 제시하였다. 이러한 권장사항을 시도할 경우 여러 가지 수행들 사이 차이점과 그 효과가 어떻게 혼합되는지 알게 될 것이다.

청각적 명상

청각적 명상에서는 모든 소리를 표적으로 사용할 수 있다. 자신에게 즐겁거나 의미가 있는 소리를 선택할 경우 마음이 더 편안해지고 마음이 더 맑아질 것이다. 시각적 표적보다 청각적 표적에 주의를 기울이는 것이 더 어렵다. 청각적 표적은 환상을 자극하는 경향이 있다. 주의, 즉 유동적 자각은 하나의 소리에 집중할 수 있으며, 산만한 아이처럼 주의가 산만할 경우 소리를 이용하면 다시 주의를 부드럽게 끌 수 있다. 소리에 주의를 기울이고 마음을 맑게 유지하며 긴장을 풀기 위한 보조 수단으로 옴 세기를 사용하는 것이 유용하다.

가능한 명상 표적으로는 옴 만트라, 다양한 수준의 나드(nad) 소리, 음악(특히 인도 시타르(sitar) 음악), 폭포, 비, 파도와 같은 자연의 소리, 분수, 자신의 내부 소리, 또는 자기 스스로 선택했거나 구루가 제공한 개인적 만트라 등이 있다.

만트라 명상

만트라는 사람에게 영향을 미치는 진동 소리를 가리키는 산스크리트어다. 만트라는 어떻게 작동할까? 고대 언어인 산스크리트는 화자나 청자의 상태를 유발하는 진동을 구현한다. 모든 만트라에는 4가지 수준이 있다. 미묘하고 중요하며 의미가 있는 이러한 수준에는 (1) 소리, (2) 단어의 의미, (3) 구현하는 아이디어, (4) 정신(프라나)이 포함된다.

옴은 신성한 음절이다. 그것은 우주의 진동, 절대자, 전능자이자 인간의 소리로서 우주의 진동을 나타내는 기호다. 소리 또는 침묵의 소리(나다)인 옴은 더 미묘한 우주 에너지의 물질적 표현과 동일한 지점에서 끝난다. 편재적이고 전지 전능한 옴은 신적 존재에 대한 표현이다. 옴은 두 가지이다. 즉 옴은 명상의 기반이고 명상 또는 영적 의미의 뿌리(한 가지 소리의 스펙트럼에서 명상의 '색깔')다.

나드의 바다는 자연의 도처에 흐르고 있다. 그것은 생물과 무생물의 안팎에 있다. 모든 것은 그것에 의존한다. 그것은 전능하다. 그것은 편재한다(모든 곳에 존재한다). 그것은 전지적이다(모든 것을 안다).

세심하게 귀를 기울이면 옴 소리를 들을 수 있다. 오른쪽 귀로 가장 잘 들을 수 있다. 그것은 악기가 없이 나는 진동이다. 옴을 들을 수 있는 방법에는 두 가지가 있다. 하나는 인공적인 방법으로서 훌륭한 초기 훈련이다. 이는 요가 무드라 기법인데 대략 '머리에 있는 모든 구멍을 막는 것'으로 해석할 수 있다. 엄지로 귀를 막고, 집게 손가락으로 눈을 막고, 중간 손가락으로 콧구멍을 막고, 아랫입술과 윗입술에 약지와 새끼 손가락을 대고, 코를 통해 가볍게 호흡하면, Mishra가 영혼의 모양이라고 말하는 미묘하고 확산하는 내면의 빛이 보이기 시작할 것이다. 머리 속에서 만트라(특별한 소리), 즉 아나하타 나담(anahata nadam)이 들릴 것이다.

두 번째 방법은 수행을 통해서이다. 위와 같은 방법으로 나드 소리를 들을 수 있을 뿐만 아니라 이 방법을 사용하지 않고도 나담 소리가 들리기 시작할 것이다. 그것에 동조하고, 그것으로 자신을 둘러싸고, 자신 안에서 그것을 듣는 것을 기억할 때 그것은 어디에서나 들리기 시작할 것이다. 아나하타 나다는 감각계를 통해 발현하는 지고 의식(至高意識, supreme consciousness)인 것으로 알려졌다.

옴에는 4가지 상태가 있다. 옴이라는 음절에는 'A', 'U' 및 'M'이 포함되어 있다. 글자 'A'는 '소우주 및 대우주의 발현 및 진화(Mishra, 1959, 201p)'를 나타낸다. 'A'는 또한 조대체(gross body) 및 깨어 있는 상태를 나타내기도 한다. 소우주 및 대우주의 보존은 글자 'U'로 나타낸다. 'U'는 정묘체(subtle body)와 꿈 상태를 나타낸다. 글자 'M'은 '소우주의 소멸과 퇴화'를 나타낸다. 'M'은 원인체와 숙면 상태, 죽음 및 기타 무의식 상태를 나타낸다. 네 번째 단계는 울림이다. 옴이 진동하면 인간이 설명할 수 없는 소리가 나온다.

나담의 상태는 옴의 세가지 상태, 즉 깨어 있고, 꿈을 꾸고, 숙면을 취하는 것 등을 뛰어넘는다. 그것은 초의식이다. 그것을 브라흐만(절대), 아트만(참나)이라고 한다. 그것은 절대자다.

나드 소리를 들을 때 다음과 같은 소리도 들을 수 있다. 첫째, 낮은 포효 소리다. 처음에는 낮은 포효 소리가 들릴 수 있으나 더 높은 소리는 들리지 않는다. 더 높은 소리를 발견할 있는 출발점은 순환이 내는 낮은 소리다. 머리 위에 귀를 기울이면 미묘하고 더 조용하고 더 높고 더 활기차며 더 평온하고 더 평화로운 더 높은 소리를 발견할 수 있다. 이러한 소리는 나뭇잎 바람이나 부드러운 빗소리처럼 약간 백색 잡음과도 같은 소리다. 내부에서 나드 소리를 들리면 위와 비슷하지만 더 미묘한 것으로 인식될 것이다. 소리는 가이드 역할을 할 수 있다. 한동안 그것에 집중하면 더 높은 소리가 들리기 시작할 것이다. 다음에는 무슨 소리가 들릴까? 소리가 명확하게 들릴 때 그것에 주의를 기울이고 의식 수준을 그 수준으로 바꾸라. 연속적으로 더 높은 소리를 따라 주의력과 의식은 초월적인 초의식 상태를 향한 계단처럼 위쪽으로 움직인다.

우리가 매일 하는 만트라가 하나 있는데 그것은 바로 호흡 만트라(saha)다. 자연적이고 눈에 거슬리지 않으며 일정한 호흡 만트라는 하루 약 21,600회 반복된다. 그것에 주의를 기울일 경우(인식을 지속할 수 있는 우리의 능력이 허용하는 한) '지금 여기(here-and-now)'를 더 많이 인식한 상태에서 긴장을 풀고 통합될 수 있다.

초기에 구루가 여러분의 성격에 부합하는 만트라를 제공했을 수 있다. 만트라는 산스크리트 음절일 수 있으나 다른 언어에서도 올 수 있다. 의미가 가득 찬 이 음절도 진동한다. 청각 피질을 자극하는 효과가 있는 만트라는 말하거나 듣거나 생각할 수 있다. 그것은 마음을 하나에 집중하고 뇌 리듬을 동기화하는 데 도움이 되는 집중력을 높여주는 소리다.

촉각 명상

체성 감각적이고, 원시적이며, 깊은 만족감을 주는 촉각 명상은 촉각을 통한 입력을 사용한다. 청각 명상은 지속하기가 어려운데 촉각 명상은 더욱 그렇다.

촉각 명상의 한 가지 형태인 마사지는 여러 가지 방법으로 요가와 함께 사용할 수 있다. 먼저, 마사지사와 마사지를 받는 사람 사이 에너지 교환을 특징으로 하는 마사지 및 명상의 에설런(Esalen) 마사지 조합이 있다. 마사지를 요가보다 먼저 할 수 있다. 요가 수행자는 다양한 자세로 마사지를 받을 수 있다. 마지막으로 촉각 명상과 마찬가지로 마사지를 명상에 사용할 수 있다. 제공자와 수령자 모두에게 유용한 마사지는 명상에도 사용할 수 있다.

촉각 명상의 또 다른 형태는 만트라나 기도의 반복 횟수를 세는 데 도움이 되는 염주를 사용하는 것이다. 염주에 주의를 기울이고, 만트라를 반복하면서 리듬에 맞춰 염주를 돌리고, 마음을 비울 경우 충분한 시간이 지나면 편안한 명상 자각의 상태로 접어들 것이다.

염주 세기는 뇌 기능에 영향을 미치는 감각운동 경험이다. 충분한 시간 동안 뇌 영역을 반복적으로 자극할 경우 활동 리듬이 인접 영역으로 확장된다. 점점 더 많은 뇌가 주요 초점과 동기화되기 시작한다. 전문적이고 반복적인 입력을 통해 독특한 뇌 상태를 달성할 수 있다. 마음을 비우고, 감각운동 활동에 몰두하며, 언어 반복을 촉진하는 각각의 행위는 손으로 염주를 세는 효과를 강화한다. 뇌의 특정 영역(경쟁적 자극이 허용되는 경우)은 이러한 각 활동에 관여한다. 구루가 염주를 제공했을 경우 염주 수행에 대한 자신감이 높아지고 특별한 느낌이 생길 것이다.

후각 명상

사람은 후각 명상을 할 수 있을 뿐만 아니라 후각을 통해 명상을 촉진할 수 있다. 사람은 향에 빨리 익숙해지기 때문에 후각 입력에 대한 주의를 지속하기가 어렵다. 모든 종류의 명상에 해당되듯이 후각 명상을 하기 위한 표적으로 어떠한 냄새라도 선택해서 지속적으로 그 냄새에 주의를 기울인다. 후각 입력인 냄새는 뇌의 각 반구에 붙어있는 후각구를 자극한다. 전기화학적 충동은 뇌신경 I을 통해 뇌의 원시 영역(대뇌변연계의 일부인 후뇌)으로 전달된다. 고대의 원시적이며 동물적인 변연계는 감정 및 기분과 관련이 매우 깊다. 후각 자극은 특정 명상 상태를 수반하는 것으로 알려진 꽃, 특수 향수 및 오일, 특수 이너퍼퓸(inner perfume)과 같이 자연에서 발견되는 냄새인 향을 사용하여 명상 상태를 돕는 데 매우 효과적이다.

미각 명상

식사가 명상 경험의 대상이 될 때 맛은 명상의 초점이 될 수 있다. 먹는 것에 주의를 기울이고 마음을 비우고 긴장을 풀고 아마도 먹는 동안 만트라를 반복할 경우 그것은 통일된 경험과 아마도 명상이 될 것이다. 일정 기간 동안 입 안에 남아있을 수 있는 특정한 인도 사탕처럼 명상할 수 있는 풍미와 같은 맛을 표적으로 선택할 수 있다.

모든 순간 명상

어떻게 사느냐는 성격 유형에 의해 결정된다. 직관적 유형의 사람이라면 일상 업무를 지루하고 끔찍하게 반복적인 것으로 생각할 수 있다. 또 다른 성격 유형에게는 일상 업무가 즐겁고 만족스러우며 성취감을 준다. 게임, 훈계 및 날카로운 판단과 같은 다양한 접근법은 일상 업무를 일관성 있게 수행할 수 있게 하는 데 있어 부분적으로만 성공적이다. 노력할 만한 비책이 하나 있다. '모든 순간 명상'이라는 이 접근법에서는 일상을 명상 경험이나 주의력 훈련 경험으로 변환하려고 시도한다. 업무를 수행하면서 마음이 10,000가지 다른 일에 집착한다면 해당 업무를 효과적으로 완수할 수 없다. 몸은 여기에 있는데 마음이 다른 데 있기 때문이다. 그렇게 하면 업무를 마치는 데 시간이 더 걸리고 결과가 전반적으로 만족스럽지 못하는 등의 두 가지 이유 때문에 효과가 떨어진다. 작업 동안 옴 세기를 수행하거나 호흡에 주의를 기울임으로써 업무에 전념한다면 업무를 더 빠르고 더 만족스럽게 더 성취감 있게 마칠 수 있을 것이다. 그 밖에 다른 장점은? 또한 삶의 어려운 순간을 발전에 긍정적으로 기여하는 계기로 전환하는 장점도 있다. 심지어 짜증나는 상황도 발전적인 상황으로 전환할 수 있다. 어떤 상황은 바꿀 수 있으며 바꿔야 하고 다른 상황은 이와 싸우는 데 에너지를 낭비하기보다는 생산적으로 사용할 수 있다. 이것을 때때로 '도(Tao)와 함께 가는 것'이라고 한다. 도는 자연력의 균형을 가리키는 데 사용할 수 있는 중국 불교 용어다.

세상을 새롭게 보기

현상학적 지각은 경험을 미리 판단하고 분류하지 않는 일종의 열린 지각이나 인식이다. 아주 어렸을 때부터 사람들은 세상의 물체에 이름을 붙이도록 강요 같은 것을 받는다. 이 프로세스는 세상을 범주화, 차별화, 정렬화 추가 행동에 대한 일반화를 하는 데 도움이 되기 때문에 매우 유용하다. 또한 이 프로세스는 점점 더 중요한 감각적 입력과 가치 있는 신선한 지각을 차단하기도 한다. 경험을 범주화, 표준화하면 지각 프로세스 동안 감각의 끝이 무뎌지고 차이에 내재하는 흥분이 사라진다. 이러한 흥분은 아동기의 커다란 특징이다. 요가 훈련을 통해 어린이처럼 세상을 다시 새롭게 볼 수 있다. 요가의 집중력 훈련 수행은 새로워진 지각의 발달과 밀접한 관련이 있다. 명상은 집중 경험에서 나온다.

9
명상: 소통 루프

명상(dhyana)은 집중의 대상을 향한 끊임없는 생각의 흐름이다.
Patanjali

명상 운동 덕분에 나는 자각, 자급자족에 매우 도움이 되는 방법을 다시 되돌아볼 수 있었다. 나는 때때로 존재하고 있는 힘을 망각한다.

요가 학생

내 요가와 명상은 나에 삶의 중심적 역할을 한다. 나는 2년째 매일 1시간 동안 요가를 한다. 여름 동안 나는 샌프란시스코에서 요가를 가르치면서 배운 것을 공유할 것이다. 나는 또한 멕시코에서 열리는 인드라 데비(Indra Devi) 교사 훈련 과정에도 참여하여 자격을 취득할 것이다. 나는 특히 오늘날 우리가 살고 있는 스트레스가 많은 사회에서 요가로부터 아주 많은 것을 얻었다고 생각한다. 요가는 유연하고 평온하며 침착하게 삶을 살아가는 데 도움이 된다.

요가 학생

명상은 성취하기가 어렵다. 시도한다고 해서 되는 것이 아니다. 집중과 묵상은 모두 때때로 명상 경험을 설명하는 데 사용되는 단어다. 명상은 의식의 상태, 즉 집중, 이완 및 침묵(stillness)에 일정 시간을 보낸 후 찾아오는 상태다. 주의를 기울이고, 마음을 가라앉히고, 장시간 이완된 상태로 남아있으면, 의식 상태는 명상 상태가 될 수 있다. 요가를 수행하는 사람들이 많듯이 명상 스타일이나 접근법도

117

라자, 초월, 젠처럼 많다. 이렇게 다양한 접근법에 대해 들을 경우 한 가지를 기억하라. 이러한 접근법은 여러 사람들에게 여러 가지 방식을 통해 적합하다. 다양하면서 비슷하며 다문화적이면서 역사적으로 서로 연결되어 있는 여러 가지 명상 스타일은 서로 다르지만 다양한 사람들에게 어필한다. 융의 유형론을 사용해서 서로 다른 성격을 구별한다면, 아마도 성격 유형과 각자가 선택하는 명상 스타일 사이의 상관관계를 찾을 수 있을 것이다. 자신에게 적합한 접근법을 선택한다.

어떤 접근법을 선택하든 비슷한 단계를 경험하게 될 것이다. 명상 표적에 주의를 기울이고 장시간 그것을 유지하면 명상 상태로 들어갈 것이다. 이것은 자신과 명상 표적간 비언어적 대화다. Herbert Benson 등 (1974)이 제시한 명상 지침은 다문화적이며, 조용한 장소 찾기, 몸의 이완, 일정 시간 동안 무언가의 반복 등을 포함한다.

소매틱 명상

내가 수업에서 가르치는(또한 학생들에게 이미 정기적으로 연습하는 명상 접근법과 함께 계속하라고 권장하는) 명상 종류는 옴 명상이다. 로투스 자세 또는 단순히 편안한 가부좌 자세를 취하여 무리하지 않고 최대한 똑바로 앉는다. 엄지손가락과 집게 손가락을 서로 닿게 한 채 손을 무드라 위치로 두고 싶을 수 있다. 나머지 손가락은 편하게 펴고 손은 팔을 곧게 뻗은 상태에서 무릎 위에 얹는다(그림 9.1 참조). 머리는 똑바로 세운다. 코 하단과 동일한 각도로 하여 전방 약 90cm 바닥에 시각을 둘 수 있다. 또는 눈을 감고 몸이 이완되고 있다고 암시하면서 프라티야하라로 몸을 빨리 스캔한다. 몸의 각 부분을 이완한다.

명상: 소통 루프

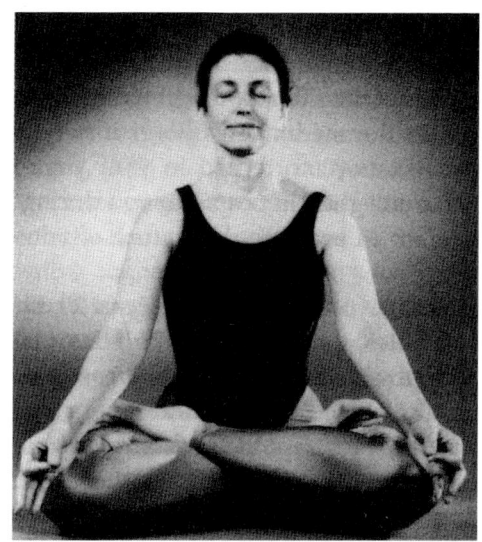

그림 9.1a 로투스 자세

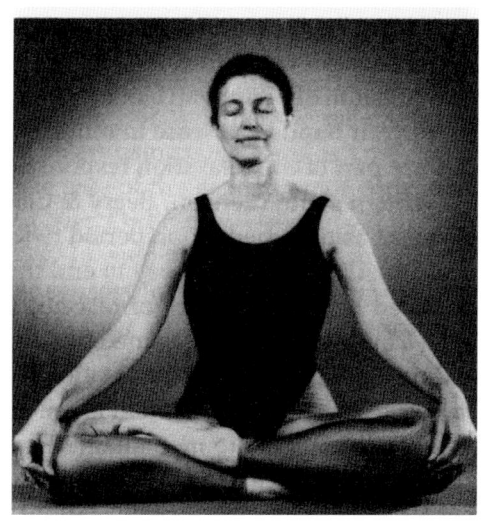

그림 9.1b 숙련자의 자세

이제 호흡에 주의를 기울인다. 각 흡기마다 옴을 생각하고 각 호기마다 1부터 10까지 연속해서 센다. 세는 것을 잊었으면 다시 시작한다. 규칙적이고 편안하게 호흡한다. 흡기에서 옴하고 호기에서 센다. 숨을 쉴 때마다 점점 더 편안해진다. 생각이 떠오른다면 다시 천천히 떨쳐버린다. 필요한 경우 명상이 끝난 후 중요한 생각은 기록하겠다고 기억해 둔다. 명상 후 잠시 시간을 내서 명상 동안 터득한 중요한 아이디어나 통찰력을 요가 일지에 기록한다. 심지어 명상 세션의 성격을 평가해도 좋다.

최소 20분 동안 명상하는 것이 중요하다. 5분만 할 경우에도 도움이 되겠지만 이완 반응에 도달하는 데 약 20분이 걸린다. 15~20분을 할 경우에는 의식의 변화를 느낄 것이다. 이는 교감신경계 지배(투쟁 도피 시스템)가 부교감신경계 지배로 전환하기 때문이다. 기억하겠지만 부교감신경계는 휴식, 수리 및 재생의 신경계다. 그러한 전환에 따라 다양한 생리적 변화가 발생할 것이다. 그러한 변화에는 혈압 감소, 위장 활동 증가(위장에서 꼬르륵거리는 소리가 들릴 수 있는데, 이는 적절한 변화 지표다), 알파 쪽으로의 뇌파 이동, 산소 소비 감소, 말초 혈관의 확장, 손 온도 증가, 근 긴장의 감소 등이 포함된다. 이러한 모든 변화는 Benson 등이 설명한 이완 반응의 일부다(Benson, Beary & Carol, 1974).

하루 두 번 명상 시간을 따로 떼어 놓는 것이 중요하다. 하루를 시작하고 하루를 마감하기에 좋은 방법이다. 따라서 하루가 명상, 평온, 자기 배려의 경험으로 가득 찬다. 바쁜 일정 때문에 적절한 시간을 내기가 어려울 때도 있다. 명상하기 좋은 일정보다는 몹시 바쁜 일정에서 명상 시간을 확보하는 것이 더 의미가 있다. 시간을 내도록 창의성을 발휘하는 것이 옳은 방법이다.

명상을 마치면 다시 일상 활동으로 돌아가기 위해 서서히 이완하는 것이 중요하다. 마칠 때에는 진행해야 하는 활동과 다시 연결하면서 천천히 스트레칭하고 움직인다. 요가 일지에 글을 써도 좋다.

명상을 하는 동안 시각화나 맹세를 사용할 수 있다. 시각화는 원하는 경험에 대한 정신적 그림이고 맹세는 원하는 결과에 대한 언어적 진술이다. 시각화를 이용하여 자신 또는 타인의 다양한 긍정적 결과를 암시해도 좋다. 이것은 자신과 타인의 삶의 흐름과 일치해야 한다. 맹세는 정신적으로 스스로에게 하는 긍정적 암시다. 이러한 맹세는 (1) 당신이 바로 그것이다, (2) 나는 브라만이다, (3) 이 자아는 브라만이다, (4) 의식은 브라만이다, (5) 영원한 존재, 의식, 영원한 평화는 브라만이다 등 Mishra가 제시한 멋진 5가지 암시와 같은 요가 암시가 될 수 있다 (Mishra, 1975). 아니면 자신의 필요에 맞도록 나름대로 고안한 것을 해도 좋다. 무엇을 선택하든 자신의 요가 발전 및 기본 특성에 적합해야 한다.

생리 심리학에 비추어 명상을 바라보면, 자신이 다음과 같이 하고 있음을 관찰할 수 있다.

1. 명상 표적으로부터의 입력을 이용하여 피질 영역을 반복적으로 자극하고 있다. 예를 들어, 반복하고 있는 것이 만트라일 경우 음절이 자신에게 의미가 있는지 여부에 따라 그것은 우측 또는 좌측 피질의 Broca 영역과 관련될 것이다. 명상 표적으로 아사나를 사용할 경우 감각운동 피질의 해당 영역이 계속해서 자극될 것이다. 일반적으로 우리는 자극을 반복적으로 바꾸는 데 익숙하다. 명상의 경우 거의 동일한 피질 영역을 계속 자극하기 위해 감각 입력을 새롭게 계속 경험하려는 노력이 있다. 명상에서 반복은 삶의 향신료다.

2. 경쟁적인 자극을 최대한 차단했다. 즉, 눈을 감고 조용한 장소를 선택했다.

  3. 한동안 신체적 움직임을 제한했다. 따라서 움직임과 관련한 뇌 활동이 줄었다.

  4. 할 수 있는 범위 내에서 불필요한 생각을 가라앉히고 있다. 좋은 생각은 반응하지 않고 가라앉힌다.

  5. 더 낮은 뇌 활동을 억제하는 피질 활동을 억제했다. 뇌의 원시 영역(뇌간 및 포유류의 하부 뇌)은 일반적인 피질 억제 없이 기능할 수 있다.

  나는 이러한 것들이 내적 명상 경험의 기원이라고 생각한다. 내면의 빛을 보고 내면의 소리를 듣는(심지어 내적 맛을 맛보거나 내적 냄새를 맡는) 내적 경험은 아마도 다양한 뇌질 영역을 자극하는 망상활성계와 확산 시상 활성계를 자극한 결과일 것이다. 이것은 뇌 수술 동안 Wilder Penfield가 유도한 것과 비슷한 경험을 생성한다. 그가 전극으로 다양한 피질 영역을 자극했을 때 환자들은 확산광이나 소리와 같은 감각에 대해 보고했다. 따라서 피질이 더 조용한 명상가는 때때로 감각 영역을 활성화할 수 있는 하부 뇌 구조로부터의 전기화학적 자극의 흐름에 더 잘 적응할 수 있다.

  이러한 내적 경험의 생리적 기원과 상관없이 내적 경험은 명상 발달에 귀중한 도움이 된다. 명상에서 시도하는 것은 보통 가능한 것보다 더 긴 시간 동안 집중할 수 있도록 마음을 훈련하는 것이다. 그렇게 하기 위해서는 모든 도움이 필요하다. 예를 들어, 자신이 하고 있는 일에 전념하기 위해 세기를 할 때 어느 시점에서 깨어나 자신의 일부가 세기를 계

명상: 소통 루프

속하였고 또 다른 일부가 내일 무엇이 일어날지에 대해 생각하기 시작했다는 것을 깨닫게 될 것이다. 내면의 빛에 시각적 주의를 집중하고 셀 수 있다면 빛과 세기와 계속 머물러 있었으나 자신의 일부는 다시 다른 것을 향해 있음을 다시 한 번 알아차릴 것이다. 모든 내적 경험은 자신이 하고 일이 더 이상 힘들지 않을 때까지 주의를 유지하는 데 도움이 될 수 있다. 갑자기 의도적으로 주의를 집중할 필요가 없다. 마침내 이러한 경지에 이른 것이다. 그러한 경지에 도달할 경우 호흡 빈도가 감소할 수 있다. 그것은 마치 호흡할 필요가 없는 것과 같다. 잘 알고 있지만 아무 생각도 하지 않는다. 자신을 순수한 존재로 경험하고 있는 것이다.

명상의 진행은 생각보다 훨씬 빠르다. 꾸준히 수행하다 보면 자신이 잘 마련된 경로를 따라 가고 있음을 알게 될 것이다. 책을 통해 명상 경험에 대해 읽고 자신이 한 경험을 자연스럽게 인식하게 될 것이다. 이는 올바른 경로를 따르고 있다는 방증이다. 요가 스승이나 요가를 경험한 사람과 함께 자신의 명상 경험에 대해 논의하는 것이 가치 있는 경우가 많다.

명상의 장점은 널리 알려졌다. 불안 반응의 감소 경향과 같이 생리적 상태의 변화와 자아개념 및 자존감의 변화가 나타난다. 인간으로서의 자신에 대해 더 잘 느낄 것이다. 고혈압이나 근수축성 두통과 같은 일부 심인성 질환도 감소할 수 있다. 기분 변화도 발생하여 자신을 더 행복하게 생각하고 타인을 더 사랑한다는 것을 알아차릴 것이다. 다양한 환경적 측면에 대해서 덜 초조해하고 더 만족해 할 것이다.

명상의 장점을 얻으려고 요가 수행을 모두 할 필요는 없다. 신체적 수행은 때때로 명상을 위한 몸을 만드는 데 유용하다. 어떤 사람들은 자세 준비 차원에서 명상을 수행하기도 하고 또 어떤 사람들은 명상 준비 차원에서 자세를 수행하기도 한다.

명상 연구

명상 연구를 살펴보기 전에 뇌파검사(EEG)가 무엇을 측정하는지 간단히 살펴보자. 독일의 정신과의사인 Hans Berger가 1929년에 발견한 EEC는 두피의 두 곳 사이 전위 변화를 측정한다. 이것은 대체로 뇌, 두개골 및 두피를 덮고 있는 다양한 층을 통해 방사되는 피질의 전기 활동이다. 센서나 전극을 두피에 부착한다. 전극 아래 전기 변화는 두피 내 두 곳의 전위를 비교하는 형태로 장비를 이용해 측정한다. 이러한 비교 결과로 뇌파라고 하는 파형을 얻는다. 뇌파는 통상적인 의미의 파형이 아니라 뇌의 전기 활동 변동에 관한 지표다. 최근 몇 년 동안 우리는 특정 인식이나 의식 상태를 이러한 뇌파와 연결시킬 수 있었다.

Berger가 확인한 최초의 뇌파 주파수는 그가 알파라고 부른 8~12Hz(초당 사이클) 주파수였다. 우리는 주파수를 완화된 깨어있는 상태와 연결하기 시작했다. Katsamatsu와 Hirai(1972)가 문헌에 보고된 젠 명상을 대상으로 수행한 연구에서는 알파 주파수, 명상, 변경된 의식 상태가 서로 관련되어 있다는 생각을 일반화하기 시작했다. 알파와 명상 사이 상관관계가 있는 것처럼 보인다. 그러나 모든 알파가 명상적이거나 모든 명상이 알파인 것은 아니다.

다른 뇌파 주파수는 0~4Hz의 델타, 4~7Hz의 세타, 13~30Hz의 베타가 있다. 베타는 경각심 및 조바심과 관련된 뇌파 주파수다. 4~7Hz의 세타는 창의적인 문제 해결에 수반되는 통찰력 분출과 관련이 있었다. 델타는 깊은 수면 동안 가장 높은 비율을 보인다.

Das와 Gastaut(1955)는 명상 동안 명상 피험자의 알파 주파수가 증가한다는 것을 발견했다. 또한 진폭(파의 높이)의 감소도 있었다. 명상 후 주파수가 감소하면서 알파 리듬이 다시 나타났다.

Katsamatsu와 Hirai(1972)는 일본에서 젠 사범과 제자가 앉아서 명상하는 좌선(zazen) 동안 EEG 패턴을 기록했다. 젠 사범 한 명은 모든 채널에서 베타 활동으로 시작했다. 아주 짧은 명상 후 알파파가 모든 염주 아래에 나타났다. 8분 후 진폭은 60~70μV(마이크로볼트)로 증가했다.

Katsamatsu와 Hriai(1972)는 좌선하는 동안 알파파의 종류를 분석했다. 그는 18명의 경험 많은 젠 수도승을 대상으로 측정했다. 이들도 알파파를 생성했다.

Katsamatsu와 Hirai(1972)는 (1) 눈을 뜬 상태에서 알파의 출현, (2) 진폭 감소, (3) 알파 주파수 감소, (4) 세타의 출현 등 4가지 상태를 설명했다.

F.M. Brown, W.S. Stewart 및 J.T. Blodgett(1971)는 명상 중에 11명의 피험자를 대상으로 EEG를 측정했다. EEG에 따르면 그들은 전체 15분의 명상 기간 동안 전두엽 8~12Hz를 보여주었다.

Schwartz(1973)는 명상가 그룹과 대조 그룹을 비교했다. 이완된 명상가 그룹은 기준선 기록 동안 대조 그룹보다 눈을 뜬 상태에서 더 높은 알파를 보여주었다. 8분간 명상 후, 명상가 그룹은 대조 그룹보다 눈을 뜬 상태에서 더 낮은 알파를 보여주었다. Schwartz는 명상 이후 시각적 자극이 더 강렬하기 때문이라고 가정했다.

Banquet(1973)은 이 절차를 따랐다. 눈을 뜬 상태에서 5분과 눈을 감은 상태에서 5분 등의 기준선 기록을 명상가 그룹과 대조 그룹을 대상으로 작성했다. 명상 시간은 30분이었다. 눈을 감은 채 대조 그룹은 30

분 동안 이완했다. 이완/명상에서 벗어나는 데 3분을 사용했다. 마지막으로 생각이나 이미지에 5분간 정신을 집중하는 것으로 과정이 완료됐다. 그런 다음 눈을 떴다. 각 그룹마다 12명의 피험자가 있었다. 명상가 그룹은 평균 2년 동안 명상을 한 사람들이었다. 기록은 양쪽으로(전두, 중앙, 정수리 및 후두) 이루어졌다.

대조 그룹의 피험자 4명은 알파 리듬에서 등락을 보여주었다. 8명의 피험자는 후두 채널에서 지속적인 알파 리듬을 보여주었다. Banquet에 따르면 대부분의 명상가들에서는 10Hz(20μV 진폭)의 알파가 지배적이었다. 명상이 끝날 무렵 알파파가 훨씬 더 풍부해졌다.

명상의 두 번째 단계에서, Banquet(1973)는 알파가 짧게 몇 초 동안만 나타난다는 것을 발견했다. 알파는 후두와 정수리 채널에서뿐만 아니라 전두 채널에서도 발견되었다. 그는 그 밖의 다른 것을 발견했을까? 그는 또한 일정 기간 동안 알파의 주파수, 진폭 및 파형과 관련하여 두 반구 사이에 상당한 상관관계가 있음을 발견했다.

All-India Institute of Medical Sciences에서 Anand 등(1961)은 통일 상태인 삼매 이전과 도중에 요가 수행자 4명의 EEG를 측정했다. 요가 수행자의 정상적인 휴식 상태의 EEG에서는 알파가 지배적이었다. 모든 피험자의 삼매 상태는 지속적인 알파였다. 후두부 알파의 진폭은 50~100μV로 증가했다.

Swami Kuvalayanada는 명상을 수행한 피험자의 EEG가 알파 비율 시간 및 진폭에서 감소했다고 주장했다. 그 알파는 머리 전체로 퍼졌지만 힘이 약해졌다.

일부 명상가의 경우에는 명상 시작 5~20분 후에 세타가 분출한 것으로 나타났다. 일부 피험자의 경우 일부 두피 영역에서 베타 활동이 발견되었다. 경험상 뇌파 주파수가 명상가의 경험 종류에 따라 바뀌는 것으로 예상할 수 있다.

바이오피드백 훈련과 소매틱 요가

바이오피드백이란 무엇인가? 바이오피드백은 자신의 생리학 상태를 되돌아보고 기술적 장치를 사용하여 원하는 방향(예를 들어, 이완)으로 그 상태를 바꾸는 것이다. 바이오피드백 도구를 이용한다면 소매틱 요가 수행에 큰 도움이 될 수 있다. 아마도 요가 센터에는 바이오피드백 장비가 비치되어 있을 수 있다. 아니면 바이오피드백 센터나 전문종사자가 여러분이 살고 있는 지역에서 운영할 수 있다. 요가 수행과 바이오피드백 훈련을 결합하거나 바이오피드백 모니터링을 주기적으로 하면 요가 훈련 결과에 대한 객관적인 측정치를 볼 수 있을 것이다.

요가 수행에서 기대할 수 있는 결과로는 전기더모그래프 피드백 장치로 측정하는 피부 저항의 증가(저항의 경우에는 옴(ohm), 또는 전도도의 경우에는 마이크로모(micromho)로 측정), 두 반구에서 알파 뇌파를 증가시키는 능력, 피부 온도 피드백 도구로 측정하는 말초 온도의 증가, 근전계(EMG)나 근육 전기 활동의 증가 등이 있다. 이들은 가용한 일반적인 피드백 장치의 일부와 이러한 장치로 측정될 것으로 예상되는 생리적 변화의 일부다. 생리적 상태나 이러한 상태를 변화시킬 수 있는 역량에 대한 유형적인 측정치를 볼 수 있음에 따라 점점 더 장치 없이도 생리적 상태를 변화시킬 수 있게 될 것이며 점점 더 요가 수행에 대한 자신감도 커질 것이다. 자신감이 커지면 수행을 효과적으로 할 수 있는 역량도 증가한다. 이렇게 하면 요가 수행을 함에 따라 매 순간을 온전히 인식할 수 있는 역량이 향상될 것이다. 지속적인 심신 통합은 소매틱 요가의 목표다.

　소매틱 관점에서 어떠한 종류의 요가도 수행할 수 있거나 요가에 소매틱 차원을 덧붙일 수 있다. 소매틱 요가의 연구를 통해 그런 종류의 심신 통합을 개발할 수 있거나 다른 요가 중 하나로 시작하여 점차적으로 소매틱 차원을 덧붙일 수 있다. 명상은 통합을 향한 마지막 단계다. 다음 장에서는 통합 경험인 삼매에 대해 알아본다.

10
삼매: 합일 상태

삼매는 합일성 또는 동일시 의식이다. 그것은 합일성 또는 동일시 경험이다. 그것은 합일적 경험이다.

합일적 상태인 삼매에서 마음은 명상 표적과 동일시된다. 그것은 완전한 이해와 기쁨으로 절대자를 경험하는 초의식적 상태다.

Hardias Chaudhuri

요가를 통해 35세의 내 몸이 더 젊어 지고 더 강해진 느낌이다. 더 건강한 음식에 대한 욕구. 커피 마시기 중단. 자녀에게서 한 발짝 물러나 그들 스스로 존재할 수 있도록 허용하고 내가 내 자신을 위해 존재하도록 허용할 수 있는 것. 감옥에 있는 친구에게 나누어 줄 생각, 태도 및 긍정적 에너지. 영성에 관한 여러 가지 작품을 읽고 몇 가지 경우에서 이를 통합할 수 있는 기회. 내가 버렸다고 생각한 기독교가 여전히 나의 일부이고 나에게는 다른 모든 종교와 동일한 종교라는 것을 발견한 것. 내가 하나님을 찾고 사랑하는 것에 기반하여 나만의 종교를 갖고 있음을 발견한 것.

요가 학생

먼저 명상 표적인 집중에 주의를 기울인다. 명상 표적에 대한 주의 집중을 충분히 오래 유지할 수 있으면(약 2분 30초) 표적에 의미를 투영하는 것을 중단하게 될 것이다. 명상 표적으로부터 정보를 받기 시작할 것이다. 명상 표적의 고유한 특징에서 오는 이 정보는 비언어적 소통이다. 따라서 명상의 대상과 비언어적 대화, 즉 소통 루프를 시작하게 된 것이다.

명상 루프를 충분히 오래 유지할 수 있다면(약 28분) 자신을 분리된 자아로 경험하는 것을 중단하는 상태에 접어들 것이다. 은유적으로 또는 아마도 실제로 자신이 명상 대상과 합쳐진다. 이것이 삼매 또는 명상 대상과의 통일이다. 이것은 낮은 삼매다. 아니면 나는 그것을 '작은' 삼매라고 한다.

더 큰 의미에서 삼매는 절대자와 합일 상태다. 삼매는 궁극적인 요가의 목표로서 우리 중 이를 실현할 사람이 거의 없을 것이다. 어떤 사람들은 삼매를 순간적으로 경험한다. 목표는 삼매를 영구적으로 달성하는 것이다. 소소의 인도 성인들이 삼매를 달성한 것으로 전해진다. 소수의 비인도 사람들도 비슷한 상태를 달성한 것으로 보인다.

작거나 더 낮은 삼매도 있고 커다란 삼매도 있다. 작은 삼매는 보통 명상의 결과로 보통 짧은 시간 동안 발생한다. 삼매는 또는 다른 활동 중에 발생할 수도 있다. 분리된 자아를 인식하는 것을 멈춘 경험에서 무아(ego-less)가 된다. 내적 채터(내부에서 지껄이는 자, internal chatter)가 잠시 동안 멈추면 순수를 경험하게 된다. 그것은 일반적으로 충분히 오랫동안 명상 루프에 머무를 수 있을 때 발생한다. 일정 시간 동안 자신과 명상 대상은 하나가 된다. 이것이 주관적인 경험인지, 은유적인 경험인지, 또는 어떤 존재 차원에서 실제적인 경험인지 여부는 여기서 최종 관심사가 아니다. 통일된 의식의 장(filed)이 있는 것처럼 여기에도 명상자와 명상 대상이 포함되는 것 같다.

그 시점에서 합일의 경험이 존재한다. 그것은 무엇과 같을까? 이 합일 경험은 약간 커다란 삼매와도 같다. 커다란 삼매는 우주 의식, 하나님, 전지자, 절대자와의 영구적 합일이다. 어떤 사람들은 그것을 존재의

삼매: 합일 상태

근거라고 부른다. 그것에 다른 이름을 붙여줄 수도 있다. 무엇이라고 부르든 그것이 요가의 궁극적 목표다.

삼매에는 두 종류가 있다(Mishra, 1959). 유상 삼매와 무상 삼매가 그것이다. 유상 삼매는 고정, 암시 및 감각이나 다라나, 디야나 및 삼매와 같이 작은 삼매에 해당한다. 그것은 깨달음이나 초의식인 마음의 상태를 말한다. '몸은 완전히 자기화되고(magnetized), 감각은 잠 명상(요가니드라)의 상태로 진입하고, 마음은 깨달음을 얻으며, 참나는 깊은 잠(무지)에서 깨어난다(Mishra, 1959, p. 209)'. 몸과 마음이 하나가 되고 몸은 무아지경 상태의 스트레스를 견딜 수 있는 상태에 도달한다. 영원하고 신성한 직관이 완전하게 발달한다. 마음은 완전히 의식에 집중한다. 내부 및 외부 현실을 무한하게 지각하게 된다. 그것은 초의식과의 합일 상태다. 이 통일된 상태에서 외적으로가 아니라 그것과 하나가 되었기 때문에 명상의 대상을 인식한다. 생각과 생각의 대상이 동일하다.

무상 삼매는 이원론의 초월을 의미한다. 이것을 열반(涅槃, nirvanam)이라고 한다. 그것은 매순간 하나다. 더 이상 자아와 무아 사이, 의식과 무의식 사이 구별이 없어진다. 그것은 매우 긍정적인 경험이다. 마음이 이 상태로 접어들 때 마음은 일반적인 의식 상태로 돌아가지 않는다. 자아도 없고 무아도 없다. 그것은 모든 힘이 있고(전능), 모든 것을 알며(전지), 도처에 존재하는(편재) 것으로 간주되는 상태이다. 그것은 영원한 평화 및 행복 또는 지복의 상태다.

이 상태는 외부 수행을 통해 달성되지 않는다. 그것은 정신력에 의해서만 달성된다. Mishra(1959)는 '모든 영혼은 잠재적으로 신성하며 잠재적 형태로 영원히 존재하고, 지식이 있으며, 더 없이 행복하다(Mishra, 1959, 219p)'고 말했다. 마음의 방황 때문에 우리는 우리의 진정한 본질을 망각해왔으며 무상 삼매의 경험에서는 이러한 지식의 손실이 제거된다고 말했다. 우리의 무한한 본성이 드러나고 강력한 전지, 편재 및 전능이 돌아온다고 했다.

삼매 상태는 인류의 진화 방향과 관련이 있다. 각 생애마다 발달 과정이 있다고 한다. 각 생애는 사람의 진화에 기여하고 각 생애는 다음 생애에 기여한다.

반복적으로 강조된 요가의 한 가지 측면은 자아실현 개념이다. Sri Aurobindo는 사람의 궁극적인 목표가 자아실현이라고 생각했다(Chaudhuri, 1975). 이것이 의미하는 바는 고유한 자아의 실현과 내면에 있는 참나의 실현 등 둘 다이다. 후자는 아트만이라고 불리는 내면의 브라만을 인식과 동일시하는 것이다. 요가에서 진화된 사람의 개념은 심리학자인 C.G. Jung, Abraham Maslow 등 의 연구에서 발견되는 개념과 매우 잘 맞는다.

삼매 상태는 다른 신화적 전통에서 언급된 깨달음 상태와 같지는 않지만 매우 유사하다. 수피 교도의 경우가 그렇다. 제니스트나 세인트 테레사와 같은 기독교 신비주의자의 경우도 그렇다. 그것은 진화된 의식의 상태다. 현실의 진정한 본질을 알 수 있는 신비주의자는 Evelyn Underhill(1961)이 보고한 원칙을 따른다. 그녀는 그 상황을 사람이 이러한 무아지경 상태를 경험한 다음에 세상에 봉사하기 위해 돌아오는 것으로 묘사했다.

이러한 자아실현과 깨달음 상태가 보편적인 인간의 열망임을 인정하는 것이 중요하다. 세상의 종교와 철학에 따르면, 이 목표에 이르는 다양한 방법과 학문이 있지만 그럼에도 불구하고 그것은 여전히 동일한 보편적 목표다.

삼매: 합일 상태

수피 교도는 알라에게 무아지경의 춤과 노래를 하면서 삼매를 추구한다. 젠 수도승이 물을 길어오고 나무를 베는 세속적인 일을 하면서 자신과 함께 머무르는 깨달음을 얻으면 삼매를 달성한 것이다. 성 프란시스코의 의식이 모든 살아있는 생물을 포용하면서 바로 자신의 영혼 및 자연 세계의 영혼과 함께 나타날 때 이것 역시 삼매다. 그러므로 삼매는 요가에만 특별한 무아지경이 아니라 보편적으로 인정되는 성취한 인간의 상태이다.

이 경험을 소규모로 경험한 요가 수행자는 계속해서 사회에서 온전하게 살 수 있다. 깨달을 경우 물질적으로 소유하되 그것에 집착하지 않으면서 살 수 있다. 물질 세계를 자신의 다르마(필생의 사업)를 수행하기 위한 장소로 삼아 수중에 있는 자원을 사용한다. 그에 속박되지 않고 자유를 얻은 것이다. 세상에서 보다 효과적으로 기능할 수 있을 만큼만 존재의 고통을 초월할 수 있다면 멋진 일이 될 것이다.

삶에는 수평적 차원과 수직적 차원 등 2가지 차원이 있다. 수평적 차원은 물질적 평면에서 인간 대 인간 관계이다. 그것은 감정과 고통, 사랑과 기쁨으로 가득 차 있다. 수직적 또는 초월적 차원은 개인적 차원을 넘어선 인류의 존재에 대한 인식과 관련이 있다. 수직적 차원에 끌리면 삶의 고통과 괴로움을 초월하려고 시도한다. 어느 정도 초월하면, 존재의 고통에서 해방된다. 어느 정도 평화롭고 평온해진다. 뭔가를 그리워하고 있는 자신을 발견한다. 다른 사람들과의 동료애를 그리워한다. 어느 정도 강렬하게 느끼는 것을 그리워한다. 온전히 공감할 수 없기 때문에 타인과 효과적으로 작업할 수 없다. 그래서 마치 인간이 되기로 선택한 것처럼 느끼는 상황을 경험하게 된다. 당분간은 세상에서 자기 일을 하기로 다시 선택한다. 이러한 선택은 삶의 세대주 기간과 관련이 있다. 나중에 온갖 일을 다 했을 때, 세상에서 할 일을 했을 때, 초월적 차원의 기쁨을 자유로이 더 온전하게 경험하게 된다. 인간으로서 살아가는 강렬한 감정과 고통으로부터 어느 정도 벗어나 만족감을 느낄 것이다.

한편, 작은 삼매를 통해 이 세상을 보다 온전히 경험할 수 있을 것이다. 작은 삼매를 통해 물체, 자연 경치, 깊이 아끼는 사람 등과의 일체감을 경험할 수 있을 것이다. 삼매 경험을 통해서, 잊혀진 지식의 복구처럼 느껴지는 맥락을 따라 지식을 확장할 수 있다. 삼매 경험은 타인과의 보다 완벽한 공감을 가능하게 할 수 있다. 타인과 세상을 향한 사랑의 감정을 강화시킬 수 있다. 삼매는 일상생활에서 지각을 강화시킬 수 있다. 삼매는 본인 안에 잠자고 있는 에너지를 해방시킨다고 한다. 삼매에서는 에고 경계(ego boundary)가 줄어들 것이다. 세상에서 고독하다는 느낌이 줄어들 것이다. 정신생리적 이완 상태가 강화될 것이다.

삼매 경험을 한 것으로 보고한 사람들의 주관적 경험을 입증한 생리학적 연구가 없다. 외부 관찰자에게 개인은 바뀐 것처럼 보인다. Ramakrishna에게서 빛이 났다는 이야기가 전해진다(Isherwood, 1970). 누군가 작은 삼매를 경험한다면 경험 후에 우리와 소통할 수 있을 것이다. 더 커다란 경험일 경우, 사람은 영구적으로 바뀐다. 세상에 대한 기여는 광채가 나는 순수한 존재의 기여가 된다. 우리 모두 수행을 통해 작은 삼매를 경험할 수 있다. 커다란 삼매는 인간의 존재에서 소중하고 드물다. 마땅히 그래야 한다. 우리에게는 떠나기 전에 할 일이 많다.

> 연꽃 위에 이슬이 맺혔다! 일어나라, 위대한 태양이여!
> 그리고 내 잎사귀를 들어 올리고 파도와 나를 섞어라.
> 태양이 떠오른다!
> 이슬 방울이 빛나는 바다로 미끄러져 들어간다!
>
> *Edwin Arnold*

제4부

요가의 정신생리학

11
요가의 정신생리학

수백 만 개의 섬광과 같은 셔틀(베틀의 북)로 용해성 패턴(dissovling pattern), 즉 결코 지속적인 패턴은 아니지만 항상 의미 있는 패턴을 짜는 마법의 직기.

Sherrington

나는 요가 수행을 최대한 내 삶의 많은 부분에 통합하려고 노력했다. 나는 매일 아침 저녁으로 자세를 수행하는데 처음에는 저녁에 효과가 좋았다. 나는 실제로 집중하고 중심을 잡는 장치로 명상을 사용한다. 명상은 정말로 내가 마음을 비운 채 머물러 있는 데 도움이 된다. 나는 긴장을 풀고 일이 더 순조롭게 흘러가는 데 도움이 되도록 하루 종일 옴 세기를 한다. 예를 들어, 직장에서 일이 조금 바쁠 때 옴 세기와 심호흡을 하면 평온함을 유지하고 상황에 대처하는 데 도움이 된다. 나는 걸을 때, 자전거를 탈 때 옴 세기를 한다. 이들은 나에게 명상과 같다. 저녁에도 심호흡을 한다. 나는 건강, 호흡, 식단, 신체적, 정신적 및 영적 자아를 더 잘 알게 되었다.

요가 학생

이 번 장에서는 중추신경계와 말초신경계의 구조 및 기능에 대해 살펴볼 것이다. 소매틱 요가에서는 이러한 시스템이 어떻게 작동하는지 이해하는 것이 중요하다. 어떻게 작용하는지 명확하게 이해한다면 요가를 수행할 때 다양한 기능을 인식할 수 있을 것이다. 감각 및 감각 운동 인식의 통일을 요가 수행에 결합하는 것이 소매틱 요가에 필수적이다. 수행의 생리학적 효과를 매순간 인식하는 것은 소매틱 요가의 목표이자 결과다. 그러한 이유로 이 장을 숙지할 필요가 있다. 이 장을 읽으면서 주기적으로 멈추고 자신의 몸 안에서 구조가 어떻게 구성되는지 시각화하라. 정신적으로 그 기능을 추적하라. 그런 다음 요가를 수행할 때 수행을 통해 자극을 받는 기능을 다시 한 번 인식하라. 이러한 접근법은 수행 결과에 커다란 영향을 미칠 것이다.

중추신경계인 뇌와 척수는 메시지를 주고 받는다. 이것이 당연하게 여겨지지만 한 가지를 기억해야 한다. 들어오고 나가는 정보는 우리 유기체의 안녕에 필수적이다. 들어오고 나가는 이러한 필수 메시지는 신경 활동이기도 하고 비신경 활동이기도 하다. "신경"은 신경 활동을 말한다. 뉴런은 중추(및 말초) 신경계의 기본 세포다. 신경 메시지는 뉴런 사슬을 통해 이동한다. 체액성 또는 화학성인 비신경 메시지는 다른 방향에서 온다. 뇌에 대한 신경 입력은 피부 감각, 눈, 귀, 코 및 내장 감각에서 온다. 체액성 입력(혈장 성분 및 특징)에는 산소, 이산화탄소, 포도당, 온도 등이 포함된다. 요가 수행은 뇌에 입력을 제공하는 것이다.

뇌에 대한 입력이 신경성 및 체액성인 경우 산출물 또한 신경성 및 체액성이다. 신경 산출물에는 샘(내분비 및 외분비), 민무늬근, 내장(소화관, 괄약근), 혈관, 심장, 골격근에 대한 메시지가 포함된다. 체액성 산출물에는 다른 샘에 대한 뇌하수체 전엽 메시지가 포함된다. 다양한 요가 수행을 통해 자극을 받을 경우 뇌에 대한 투입이 의도적으로 이루어진다. 몸의 다른 부분에 대한 신경성 및 체액성 정보는 요가에 의해 자극을 받은 뇌의 산출물이다.

요가와 관련이 있는 또 다른 뇌 연구 영역은 우반구와 좌반구의 기능 차이에 대한 탐구다. 정상적인 반구를 간질발작 활동의 확산으로부터 보호하기 위해 뇌량을 절제한 사람은 몇 가지 특이한 능력을 보여주었다. 그들은 어떤 점에서 다를까? 사람은 겉으로는 하나처럼 보이지만 두 가지 성격을 갖는다. 좌반구는 언어 능력을 담당한다. 대다수 사람들은 공통적으로 한 가지 특성을 공유한다. 즉, 좌반구의 특성은 언어의 국소화다. 좌반구는 언어적이고 우반구는 비언어적이다. 우반구는 비언어적 능력뿐만 아니라 추상적 기능에도 특화되어 있다. 우측 반구는 좌측 반구보다 지각 측면에서 더 전체론적이다. 음악과 관련하여 국소화가 존재한다. 우측 반구는 멜로디와 관련이 있다. 말이 없을 뿐만 아니라 관찰력이 있는 우반구는 요가 수행의 중심이다. 두 반구의 재균형은 우반구의 촉진에 의해 비롯된다. 반구의 이러한 재균형으로 인해 적어도 한 가지, 즉 일상 활동에서 거의 경험하지 못하는 사건인 반구의 동시성이 가능해진다. 한쪽 반구의 다른 쪽 반구에 대한 지배를 완화함으로써 이러한 통일은 유연성 강화에 기여한다.

우리는 또한 대뇌피질을 여러 가지 엽으로 세분화할 수 있다. 피질의 나머지 부분과 실제로 분리되어 있지 않은 여러 가지 엽은 기능 영역을 편리하게 분리한다. 전두엽은 판단과 계획에 관여하며 자아와 책임감을 경험하는 것으로 간주된다. 측두엽은 꿈과 청각을 포함하여 여러 가지 기능을 수행하며 기억과 관련이 있다. 두정엽은 몸의 매핑, 감각의 혼합, 앎과 관련이 있다. 요가 수행 과정에서 피질의 다른 부위의 활동이 진정되는 동안 피질의 특정 영역이 반복적으로 자극된다.

뇌 연구자들은 인간에 3가지 수준의 뇌가 있다고 했다. 뇌간을 포함하여 시상까지 이르는 파충류 수준이 있다. 그 다음에 우리가 다른 동물들과 공통적으로 가지고 있는 오래된 뇌, 즉 변연계가 있다. 마지막으로, 신피질 또는 새로운 뇌가 있다. 신피질의 기능은 주로 뇌의 하위 수준과 관련하여 억제적이다. 요가 수행에서 할 일은 피질을 진정시키는 것이다. 그것의 억제 기능이 완화된다. 이렇게 하면 뇌의 하위 부분이 더 자유롭게 기능할 수 있다. 그런 다음 이러한 하위 부분은 항상성 및 동기 부여 충동을 유기체에 제공할 수 있다.

뉴런과 신경아교 세포

중추신경계는 뉴런과 신경아교 세포로 구성된다. 뉴런은 신경계를 통해 전기화학적 충동을 전달한다. 뉴런이 어떻게 구성되었는 지에는 그림 11.1의 분해도에 나와있다. 각 뉴런은 세포체(또는 소마), 다른 뉴런의 다른 축삭돌기에서 정보를 수령하는 수상돌기, 전기화학적 메시지를 다른 뉴런으로 전송하는 축삭돌기, 축삭돌기 끝에 있는 둥근 돌기인 종말 단추로 구성된다. 뉴런에는 다극성 뉴런, 양극성 뉴런, 단극성 뉴런 등 몇 종류가 있다. 요가 수행 동안 신경계에 감각적 자극을 제공하는 경우 그러한 자극은 전기화학적 자극에 의해 뉴런을 따라 전달될 것이다.

신경계에 있는 나머지 하나의 세포는 뉴런을 지지, 분리, 절연 및 대사적으로 유지하는 신경아교 세포다. 신경아교 세포 종류에는 희돌기교 세포, 성상교 세포, 뇌실막 세포, 미세아교 세포가 포함된다. 성상교 세포나 별세포 무리는 혈뇌 장벽의 일부를 형성하는 CNS의 모세혈관을 둘러싸고 있다. (대부분의 혈뇌 장벽은 뇌의 모세혈관을 따라 늘어선 내피 세포간 긴밀한 접합에 의해 형성된다.) 특정 크기의 분자는 모세혈관에서 신경계 세포로 전달되지만 다른 크기의 분자는 그렇지 않다. 수많은 작업에 참여하면서 대사 산물을 운반하며 내부 관리(죽은 세포의 잔해를 치우는 것)를 뒷받침하고 관여한다. 가장 작은 아교세포인 미세아교 세포는 성상교 세포와 함께 식세포 역할을 한다. 식세포 작용 과정은

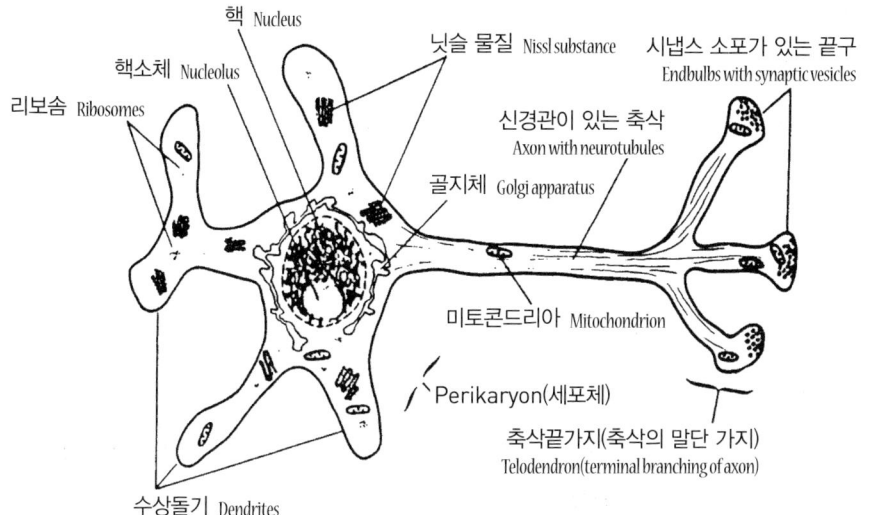

그림 11.1 뉴런

신경계의 죽은 세포 및 기타 잔해를 둘러싸고 소화하는 것이다. 희돌기교세포는 중추신경계에서 미엘린을 형성한다. 희돌기교세포가 생성하는 지방 물질인 미엘린초는 유수 축삭을 절연하는 데 도움이 된다. (미엘린은 축삭돌기를 분리함으로써 전기 전송을 더 빠르고 더 효율적으로 할 수 있게 한다.)

메시지는 원심성 경로를 따라 근육 및 분비샘인 몸의 실행기로 전달된다. 근육 및 샘과 관련이 있는 감각 수용기에서 나온 메시지는 중추신경계로 돌아간다. 그런 다음 상태를 조절하는 데 도움이 된다. 소매틱 요가에서는 어떻게 사용될까? 그러한 활동(구심성 및 원심성 경로를 따라 메시지가 전도됨)을 인식하는 것은 그 징후가 아무리 미묘할지라도 소매틱 요가의 기능을 촉진한다.

환경에서 오거나 유기체 내에서 오는 자극이 감각 수용기를 침해할 때 궁극적인 영향은 뉴런에 미친다. 예를 들어, 시각적 명상 표적이 시각계의 수용기 세포를 자극할 수 있다. 특정 뉴런에 대한 입력이 흥분 임계값 이상으로 전달될 정도로 충분하면 활동 전위가 생성된다. 활동 전위는 축삭돌기를 따라 정보 전달의 기초를 제공하는 짧은 전기적 충동이다. 이는 나트륨과 칼륨에 대한 막 투과성의 짧은 변화를 나타낸다. 뉴런이 발화한다. 활동 전위가 되면 전부 아니면 전무하는 방식으로 축삭돌기 아래로 전파된다. 전부 아니면 전무하는 방식의 전도는 비 감소적이며 유수 축삭에서 발생한다. 그것은 Ranvier의 한 노드에서 다음 노드로 점프하는 도약("점프") 전도 방식으로 진행될 뿐만 아니라 미엘린 초가 없는 곳에서도 전류의 수동 전도가 있다. 이 수동 또는 케이블 속성 전도는 진행됨에 따라 강도가 감소하는 경향이 있다.

신경 정보 교환

시냅스는 한 세포의 축삭 가지 끝에 있는 종말 단추와 일반적으로 다른 세포의 체세포막 또는 수지상막 사이의 접합부다. 시냅스 전달은 축삭돌기의 종말 단추가 시냅스를 통해 다음 뉴런으로 메시지를 보내는 방식이다. 그들은 자신의 메시지를 보낼 뿐만 아니라 이 메시지는 한 방향으로만 전송된다. 시냅스 전달은 종말 단추에서 생성되는 송신기 물질의 분비에 의해 생성된다. 이 전달 물질은 뉴런의 세포체에서 나오는 원료에 의해 생성된다. 이것은 전달 물질의 생성, 전달 물질의 방출, 전달 물질의 비활성화 등 세 가지 단계를 따른다. 후자는 사이클의 중요한 측면이다. 신경 회로가 시냅스에서 연결되고 연결된 상태를 유지할 경우, 거동은 변화 없이 계속된다. 따라서 시냅스 소포의 전달 물질은 시냅스 전 막으로의 이동, 부착 및 시냅스 간극으로의 파열과 같은 행위를 거친다. 그런 다음 소포막이 재활용된다. 마지막으로, 전송 물질의 비활성화와 종말 단추에 의한 재흡수를 통해 시냅스 후 전위가 종료된다. 이 모든 것은 지속적으로 요가 수행을 할 때 일어날 것이다.

시냅스 후 전위는 송신 세포의 종말 단추에 의해 방출되는 송신 물질에 대한 수신 세포의 응답이다. 억제성 및 흥분성 시냅스 후 전위가 합쳐지고 뉴런의 발화 속도를 제어하는 통합이 이 프로세스에서 나온다. 이것은 뉴런이 축삭돌기 아래로 활동 전위를 보낼지 여부를 결정하는 프로세스다. 요가 수행을 통해 생리적 경험을 제공하면 시냅스 후 전위에 기여하게 된다. 복잡한 방식으로 여러분은 아마도 지속적인 요가 수행을 통해 몸의 준비 상태에 기여하고 있을 것이다.

전달 물질

많은 전달 물질이 있다. 적어도 40개 또는 50개가 확인되었다(Garoutte, 1988). 전달 물질에는 시냅스에 따라 흥분성 또는 억제성 등 두 가지 일반적인 효과가 있다. 흥분성 시냅스 후 전위(EPSP)는 막의 탈분극화를 유발한다. 억제성 시냅스 후 전위(IPSP)는 막의 과분극화를 유발한다. 탈분극화 효과는 다음 뉴런이 발화할 가능성을 높인다. 과분극화 효과는 다음 뉴런이 발화할 가능성을 줄인다. 요가 수행을 하면 흥분성 및 억제성 시냅스 후 전위가 생성된다. 뇌의 일부에서는 흥분에 기여하고 다른 부분에서는 그 효과가 신경학적으로 억제된다.

가장 흔한 신경 전달 물질에는 아세틸콜린, 노르에피네프린, 도파민, 세로토닌, 글루탐산이 있다. 글루탐산은 뇌의 주요한 흥분성 전달 물질이다. GABA 또는 감마 아미노 부티르산은 억제성인 것으로 보인다. 아세틸콜린(ACh)은 신경근 접합부, 자율신경계의 신경절, 부교감신경계의 표적 기관에 영향을 미치는 신경교후 뉴런 등에 위치한다. 특정 시냅스에 따라 아세틸킨은 때때로 흥분성 전달 물질이고 다른 경우에는 억제성 전달 물질로 작용한다.

노르에피네프린(NE)은 중추신경계의 뉴런에 억제 효과가 있다. 교감신경계의 표적 기관에 대해 NE는 흥분성이다. 도파민(DA)은 억제성인 것으로 보인다. 억제성 전달 물질로는 세로토닌 5-HT 또는 5-하이드록시트립타민이 있다. 글루탐산은 뇌의 주요 흥분성 전달 물질인 것으로 보인다. 억제성인 것으로 보이는 GABA는 척수의 회백질과 척수 후각에서 발견된다. 글리신은 척수와 뇌 하부의 억제성 신경 전달물질이다. 의심되는 기타 전달 물질로는 타우린, 아스파라긴산 및 세린이 있다. 그들은 흥분과 관련된 아미노산이다. 마지막으로 통증 지각과 관련된 것으로 보이는 물질 P가 있다. 신경 전달 물질의 분비에 대해 알려진 사실로부터 요가 수행이 복잡한 패턴의 이러한 메커니즘을 충분히 활용하고 있음을 추론할 수 있다.

만성 우울증의 경우, 노르아드레날린성(또는 세로토닌성) 뉴런의 활동이 감소된 것으로 보인다. 노르아드레날린 활동이 증가하면 조증 활동이 존재한다. 요가 수행에 수반되는 평온함은 그 상태에 존재하는 부교감신경 균형과 신경 전달 물질, 특히 아세틸콜린을 암시한다.

신경계 구조

앞서 언급했듯 중추신경계는 뇌와 척수로 구성된다. 말초신경계(척수신경, 말초신경절, 뇌신경)에는 중추신경계 외부의 모든 신경이 포함된다. 요가 수행은 두 신경계 모두를 자극한다.

뇌

뇌는 뇌척수액에 잠겨 있다. 뇌척수액은 혈장과 다소 유사한 투명 액체다. 뇌척수액(CSF)은 뇌와 척수의 뇌실계를 채운다. 뇌실계는 뇌와 척수를 위한 부양 시스템이다. 그것이 뇌와 척수를 보호한다. 격렬한 요가 자세를 취하면 다양한 위치에서 중력에 대하여 뇌가 최척수액에 의해 완충된다.

뇌에 대한 혈액 공급은 척추 동맥과 내부 경동맥 등 두 가지 주요 동맥이 담당한다. 척추 동맥은 그 가지가 후방 영역, 뇌의 미측 영역 및 척수를 담당하는 동맥이다.

내부 경동맥은 뇌의 문측 부분을 담당한다. 실어증을 유발하는 뇌졸중은 내부 경동맥에 문제가 있는 예다. 내부 경동맥은 좌반구의 언어 영역 또는 브로카 영역을 담당한다. 국소 혈류 및 포도당 흡수의 변화에 관한 최근 연구는 다양한 활동이 피질 영역에 미치는 영향을 보여준다. 앞으로 이와 같은 요가 수행에 대한 연구 결과는 소매틱 요가 접근법을 확인하는 데 매우 유익한 정보가 될 것이다.

뇌의 세분화

전뇌에는 종뇌 또는 '말단 뇌'가 포함된다. 이 영역에는 대뇌 피질(그림 11.2), 기저핵(그림 11.3) 및 변연계(그림 11.4) 등의 세 가지 구조가 있다. 기저핵과 변연계(피질하 영역)는 피질 아래에 있다. 전뇌에는 뇌간 또는 간뇌도 포함된다. 간뇌에는 시상(thalamus)과 시상하부(hypothalamus)라고 하는 뇌 구조가 포함된다.

뇌의 가장 바깥층은 대뇌 피질이다. 대뇌 피질은 뉴런의 축삭돌기 주위에 백색 미엘린초가 없기 때문에 회백질이라고 하는 뉴런 세포체로 구

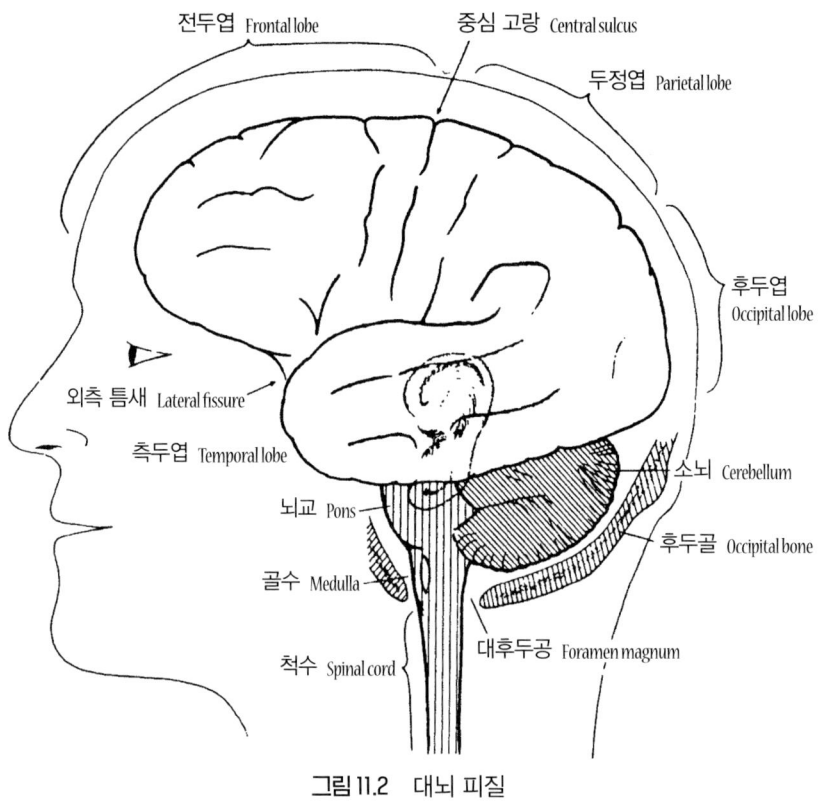

그림 11.2 대뇌 피질

성된다. 대뇌 피질은 뇌의 외부 표면을 덮고 있는 $0.09m^2$ 정도의 피질 영역이다. 자세히 보면 뇌회(gyri, 단수는 gyrus)와 고랑이 보인다. 뇌회는 피질의 이랑 또는 주름이다. 고랑은 뇌 표면의 주요 홈이며 작은 홈은 고랑(sulci, 단수는 sulcus)이라고 한다.

우리는 대뇌 반구를 5개의 엽으로 나눌 수 있다. 이러한 엽이 독특하듯이 뇌의 나머지 부분과도 서로 연결되어 있다. 이러한 엽에는 전두엽, 두정엽, 측두엽, 후두엽 및 변연엽이 포함된다. 변연엽은 각 반구의 정중 시상면에 위치하기 때문에 덜 명확하며 구피질이라고도 한다. 이것

요가의 정신생리학

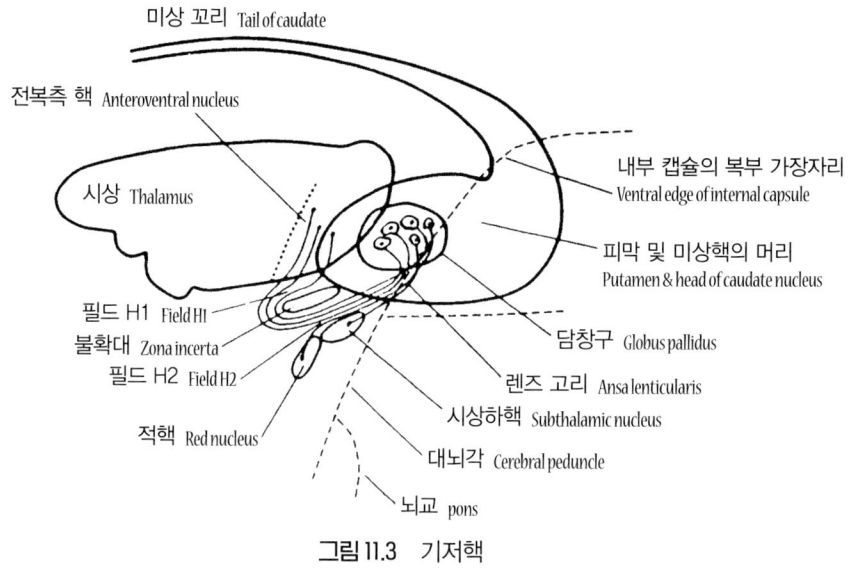

그림 11.3 기저핵

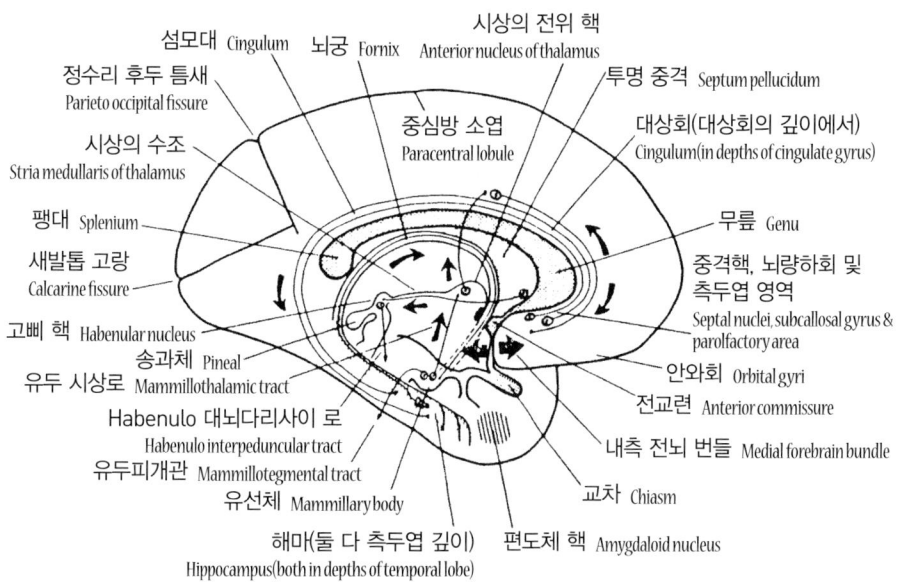

그림 11.4 변연계

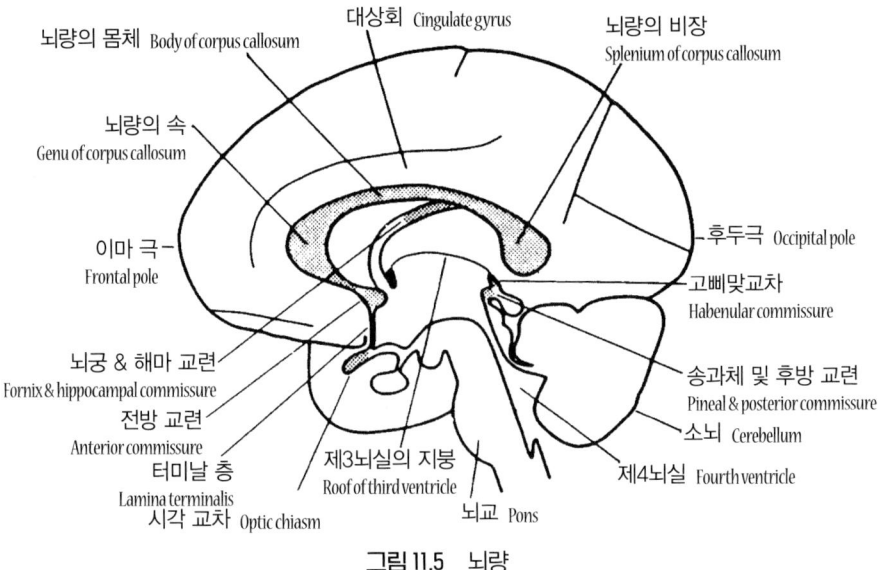

그림 11.5 뇌량

은 우리가 나중에 논의할 변연계의 일부다. 피질의 기능은 주로 억제성이다. 예를 들어, 피질은 원하지 않는 행위를 중지하고 원하는 행위를 할 수 있게 해준다. 요가 수행을 하면 새로운 억제 회로 개발을 통해 행동 제어를 강화할 수 있다.

뇌량(corpus callosum)(그림 11.5)은 뇌에서 가장 큰 연결부 또는 다리다. 뇌량은 뇌의 양쪽에 있는 피질의 연합야(association areas)를 연결한다. 연결부인 섬유 다발은 뇌의 양쪽에 있는 유사한 영역을 연결한다. 요가 수행을 할 경우, 몸의 양쪽을 사용하는 움직임인 양측 움직임을 할 때 뇌량을 가로질러 메시지를 보낼 수 있다.

피질의 감각 영역(그림 11.6)에는 감각 정보를 위한 1차 영역이 포함된다. 청각, 시각, 체성 감각(촉각, 압력, 온도 및 미각)은 모두 감각 영역에 속한다. 집중력 수행이 피질의 이러한 영역에 어떻게 영향을 미치

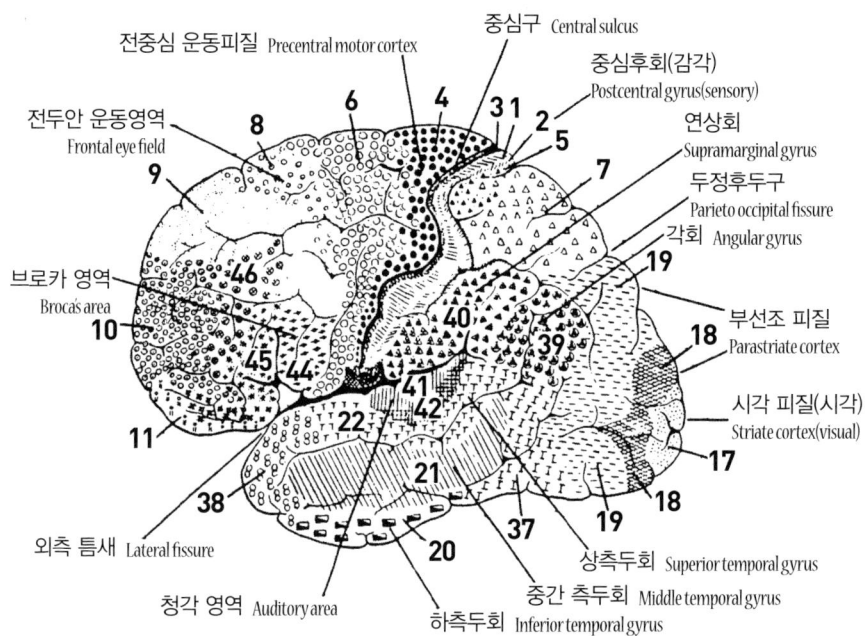

그림 11.6 피질의 감각 영역(브로드만 영역 뒤)
(Garoutte, 1987, 144 p)

는지는 13장에서 논의할 것이다.

감각 피질은 1차 입력이 감각 시스템 중 하나에서 나오는 피질 영역이다. 중심 전회에 위치한 운동 피질에는 상당히 많은 운동 뉴런이 있다. (요가 수행이 감각 운동 피질에 미치는 영향에 대해서는 12장을 참조)

브로카의 언어 영역은 전두엽 피질 영역이다. 이것은 왼쪽 전중심회의 기저부에 위치한다. 이것은 음성 생성에 필요하다. 연합야는 의미를 생성하기 위해 감각 입력을 결합하는 것과 관련이 있다. 노래와 만트라 반복에서 이 영역을 사용할 것이다.

변연계(그림 11.4)는 시상전부, 편도체, 해마, 변연피질 및 시상하부의 일부를 포함하는 뇌 구조 그룹이다. 또한 변연계는 구조를 연결하는 얇은 상호 연결 섬유 번들을 포함한다. 변연계는 정서적 및 동기 부여 행위와 관련이 있다. 변연계는 또한 기억과 관련이 있을 수 있다.

해마는 측두엽의 전뇌 부분에 위치한 구조다. 해마는 학습과 기억이라는 두 가지 기능과 관련이 있다.

편도체 복합체 또는 편도체는 측두엽의 기저부에 위치한 일련의 핵이다. 편도체('아몬드')는 공격성과 관련이 있다. 격막 또는 중격 영역은 측뇌실의 전방 벽 사이에 위치한 변연계의 일부다. 격막은 편도체의 조절과 관련이 있다. 격막은 공격적인 행위를 줄이는 데 도움이 된다.

전방 시상은 실제로 3개의 시상 핵으로, 유두체에서 섬유를 받는다. 그것은 섬유를 대상회에 투사한다.

유두체는 뇌의 바닥에서 돌출되어 있다. 그것은 시상 하부의 후단에 위치하며 내측 및 외측 유두 핵을 포함한다.

요가 수행이 변연계에 어떤 영향을 미칠까? 요가 수행이 변연계에 미치는 영향을 간접적으로 알게 될 것이다. 높아진 평온함, 줄어든 걱정 또는 즐거운 감정과 같은 감정 상태의 변화를 느낄 수 있다. 식습관이나 일하는 습관의 변화와 같은 동기의 변화를 알아차릴 수 있다. 학습이나 기억력이 향상되는 것처럼 보일 수 있다. 모두 변연계가 관여했을 가능성이 있는 징후다.

기저핵(그림 11.3)은 운동 조절과 관련이 있다. 기저핵은 또한 감정에 관심이 있다. 편도체, 창백핵, 신조체(미상핵 및 조가비핵)를 포함하는 기저핵은 움직임의 다양한 측면과 관련이 있다. 요가를 수행하면 다양한 방법으로 기저핵의 일부가 활용된다. 예를 들어, 꼬리 핵은 움직임을 멈추는 것과 관련이 있다. 요가 자세를 취하고 유지하는 것은 아마도

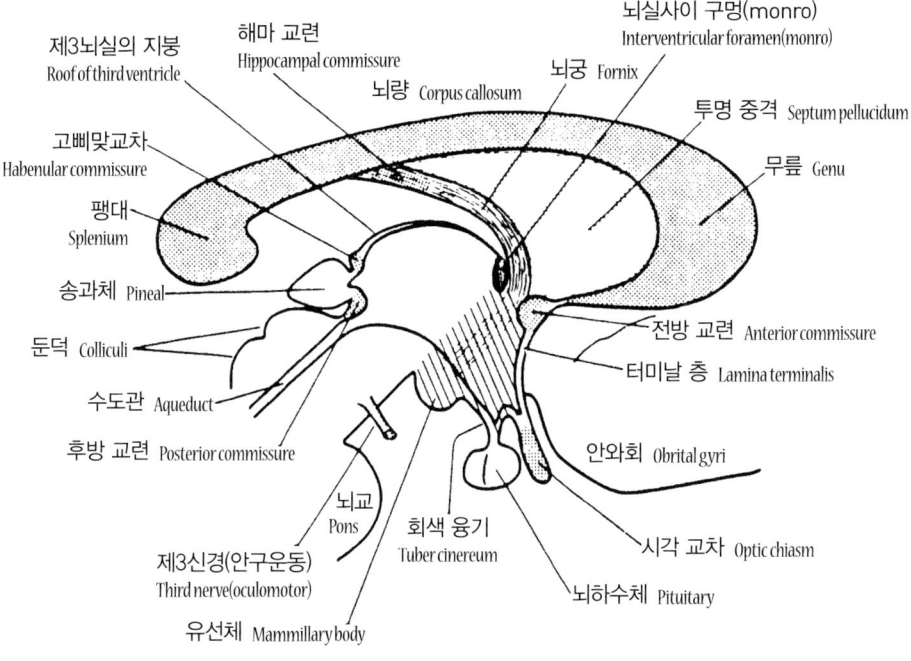

그림 11.7 　시상하부(대각선의 가는 평행선 영역)

꼬리 핵과 관련되어 있을 것이다.

　시상에는 시상 간교에 의해 연결된 두 개의 엽이 있다. 시상은 어떻게 구성될까? 시상에서 세포체가 있는 뉴런은 뇌의 다양한 영역으로 투사된다. 뉴런의 축색돌기인 이러한 돌출부는 뇌의 한 영역에 있는 뉴런과 다른 영역에 있는 뉴런 사이의 원심성 연결이다. 뇌의 한 영역에 위치한 세포체에서 나온 투사 섬유는 축삭 세트다. 그것은 뇌의 다른 특정 영역에 위치한 다른 뉴런과 시냅스를 형성한다. 요가 수행에서 중추신경계로 보내는 정보는 연결되어 있는 피질 영역으로 이동하기 전에 시상의 관련 핵에서 먼저 시냅스를 형성한다.

　시상하부(그림 11.7)는 5가지 기능과 관련이 있다. 시상하부의 기능은 (a) 수분 섭취 및 배설 조절, (b) 체온 조절, (c) 2차 성징을 포함한 생식 기능 조절, (d) 음식 소화, 동화 및 식욕 조절, (e) 일상 리듬('하루 주기') 조절 등 5가지 일반적인 유형으로 분류된다(Garoutte, 1988). 항상성에 매우 중요한 시상하부는 자율신경계를 제어한다. 시상하부는 반사 통합과 관련이 있다. 시상하부는 내분비 시스템을 제어할 뿐만 아니라 종의 생존과 관련된 행위의 조직과도 관련이 있다. 뇌하수체 줄기는 뇌하수체를 시상 하부에 연결한다.

간뇌 바로 아래에 있는 뇌의 두 번째 주요 부분은 중간뇌 또는 중뇌다. 여기에는 천장판('지붕') 및 피개('바닥')라고 하는 뇌 구조가 포함된다. 천장판은 하구 및 상구로 구성된다. 피개는 천장판 아래 중뇌 부분이다. 피개는 적색핵과 다양한 뇌신경의 핵을 포함한다. 다른 감각을 사용하는 요가의 시각적 운동 및 유사한 관행 중 일부는 상구 및 하구를 자극한다.

천장판 구조에는 상구 및 하구가 포함된다. '네 쌍둥이의 몸'이라는 오래된 용어인 사구체로부터 우리는 4개의 돌출부가 있음을 알 수 있다. 상구는 중뇌의 돌출부다. 상구는 시각계의 일부로서, 잔여 원시 시각 영역의 일부다. 하구는 중뇌의 돌출부이기도 하다. 하구는 청각 정보를 내측 슬상 핵으로 전달한다.

뇌하수체는 신체의 '주요 내분비선'으로 간주된다. 뇌하수체는 뇌의 기저부에 부착되어 있는 자체 골강아다. 뇌하수체에는 뇌하수체 전엽(샘 뇌하수체)과 뇌하수체 후엽(신경 뇌하수체) 등 두 가지 영역이 있다. 전엽 뇌하수체는 시상하부의 호르몬에 반응하여 호르몬을 분비하고, 후엽 뇌하수체는 신경 입력의 자극에 반응하여 옥시토신 또는 항이뇨 호르몬을 분비한다. 요가 수행으로 시상하부 활동이 변화함에 따라, 또한 뇌하수체 활동에도 영향이 있을 것이다.

피개는 망상 형성(망상 활성화계), 적색 핵 및 흑질의 일부를 포함한다. 망상 형성은 수질에서 간뇌까지 이어지는 뇌간 중앙에 위치한 커다란 신경 조직 네트워크다. 적색 핵과 흑질은 추체외로 운동계의 일부다. 흑질은 조직학적 분석에서 어둡게 염색되는 뇌교 영역이다. 요가 수행을 하면 모든 감각이 자극을 받을 것이고 이어서 망상 활성화계도 자극을 받아 각성과 인식 수준이 변화할 것이다.

뇌의 세 번째 주요 부분은 후뇌다. 후뇌는 다시 뒤뇌와 수뇌로 나뉜다. 뒤뇌에는 소뇌와 뇌교라고 불리는 뇌 구조가 포함된다. 뇌의 가장 꼬리 부분인 뒤뇌는 주로 연수로 구성된다.

소뇌(작은 뇌)는 소뇌의 축소판 복제품과 같다. 그것은 어떻게 유사할까? 소뇌에는 소뇌 피질 또는 외부 층이 있다. 깊은 소뇌 핵이 소뇌 피질에 투사되고 소뇌각이 그것을 뇌의 나머지 부분에 연결한다. 소뇌각(상, 중, 하)은 백질 번들이다. 소뇌각은 소뇌와 뇌간을 연결한다. 모든 부드러운 요가 움직임은 소뇌와 관련이 있다.

교뇌는 뇌 문측에서 연수까지와 미측에서 중뇌까지의 영역이다. 가장 미측 영역인 수뇌에는 망상 활성계와 핵이 포함된다. 수뇌에는 또한 연수 또는 수질이 포함된다. 수질의 기능에는 심혈관계, 호흡, 골격근 긴장도 및 여러 뇌신경 핵의 조절이 포함된다. 이러한 기능은 모두 요가 수행에 의해 변경되므로 수질과 관련이 있다.

요가 수행이 중추 신경계에 미치는 영향에 대해 논의하였으므로 이제 다음 장에서는 말초신경계와 요가의 관련성에 대해 탐구할 것이다.

12
아사나: 아사나가 작동하는 방식

확고하지만 편안하게 앉은 자세(아사나)다.

Patanjali

요가는 내 몸과 재접촉하고 소통하는 데 큰 도움이 되었다. 이 수업에서 배운 내용은 평생 기억에 남을 것이라고 확신한다. 매일 요가를 할 수 있는 조용한 공간을 찾고 있다.

나는 이 수업과 관련된 꿈을 꾸었으며 오늘 아침 수업 전에 강사와 손을 잡고 그녀가 우리에게 가르친 모든 것에 대해 그녀에게 감사를 표하는 꿈을 꾸었다.

요가 학생

아사나 또는 자세(정적 운동)는 몇 초 또는 몇 분 동안 유지되도록 고안된 일련의 신체 자세다. 그 목적은 무엇일까? 침착하고 조용하며 우아한 자세는 뇌와 신체의 다양한 영역을 자극하도록 고안되었다. 이 장에서는 아사나가 감각 운동 및 관련 시스템에 어떤 영향을 미치는지 살펴볼 것이다. 이 정보는 소매틱 요가의 완전한 수행에 필요하다.

자세(대부분 동물이나 물건의 이름을 따서 명명됨)도 태도를 상기시키는 역할을 한다. 자세에는 신체 시스템의 이완, 재활성화, 조화라는 세 가지 기본 효과가 있다. 자세는 명상과 신체 건강에 도움이 된다. 하타 요가에서는 신체적 연습이 목표다. 라자 요가에서는 자세가 명상 경험으로 사용되거나 명상을 준비하는 데 사용된다. 그런 종류의 차별화는 결국 무의미하다. 두 가지 접근법이 같은 곳을 향한다고 한다. 다양한 관행을 최대한 활용했을 경우 결과는 같다. 바로 합일(合一, union)이다.

우리는 5장에서 기본 자세에 대해 논의한 바 있다. 자세를 취할 때 몸에서 일어나는 일을 살펴보자. 자세를 취할 때 몸의 과정을 계속 인식할 수 있다. 따라서 척수, 척수 신경 및 감각 운동계가 어떻게 구성되어 있는지(구조)를 살펴 보는 시간을 가질 것이다. 또한 그들이 어떻게 작동하는지(기능)도 살펴볼 것이다. 이 정보를 최대한 활용하려면 아래 단계를 따라야 한다.

1. 글을 읽은 다음 사진이나 그림을 본다.
2. 각 사진을 10초 동안 응시한다.
3. 10초 동안 눈을 감는다. 마음 속으로 눈을 본다.
4. 신체의 일부에 있는 구조를 상상한다(예를 들어, 팔 근육).
5. 실제로 팔을 움직일 때 이 기능이 발생한다고 상상한다.
6. 이 운동을 탐색하는 데 너무 정확할 필요는 없다. 그것을 짐작하기만 하면 된다. 소마가 나머지를 돌볼 것이다. 나중에 자세를 수행하는 동안 이 동일한 프로세스를 사용한다.

척수(그림 12.1)

11장에서 논의한 바와 같이 척수는 중추신경계의 일부다. 척수는 상승 및 하강 축삭돌기와 뉴런의 세포체로 구성된다. 척추의 24개 개별 척추골이 척수를 보호한다. 척수의 기능은 섬유가 몸의 이펙터(샘과 근육)로 가는 통로 역할을 하는 것이다. 척수는 또한 뇌로 돌아갈 체성 감각 정보

아사나: 아사나가 작동하는 방식

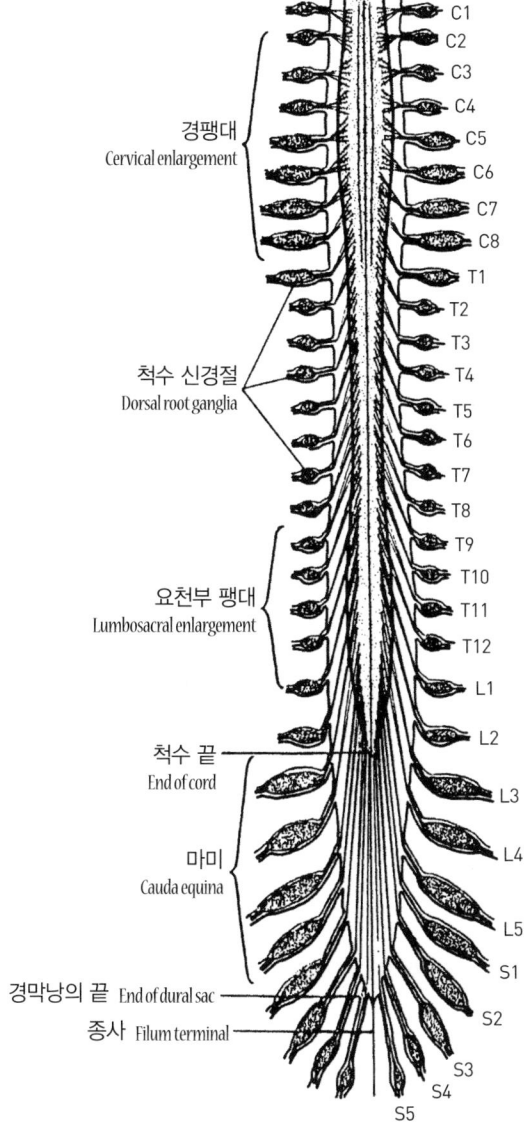

그림 12.1 척수

도 받는다. 요가 수행을 할 때 척수 위아래로 메시지가 전달된다.

경신경 8개, 흉신경 12개, 요신경 5개, 천골 신경 5개, 꼬리 신경 1개가 있다. 천골과 미골은 단단한 구조를 형성하는 융합 척수골이다. 척수근은 축삭돌기 다발이다. 결합 조직으로 둘러싸인 척수근은 쌍으로 발생하고 융합하여 척수 신경을 형성한다. 척수를 넘어 하지까지 확장되는 마미 또는 '암말 이야기(mare's tale)'는 척수 신경으로 구성된다. 척수의 후근에는 구심성 섬유가 포함되어 있다. 이들은 감각적이다. 전근에는 원심성 섬유가 포함되어 있다. 이들은 운동 기능을 다룬다. 척수 신경은 요가 수행에 대한 정보를 척수 및 뇌와 주고 받는다.

늑간 신경은 늑간 동맥 및 정맥과 평행하다. 신체에는 다양한 수준의 신경총(여러 신경의 네트워크)이 있다. 척수 신경은 함께 융합되었다가 다시 분열한다. 신경총은 요가의 차크라(영적 에너지) 관련이 있다.

근육

포유류(물론 인간 포함)에는 세 가지 유형의 근육이 있다. 포유류에는 골격근(띠와 줄무늬 홈이 있음)뿐만 아니라 평활근(줄무늬가 없음) 및 심장 근육도 있다. 요가 수행은 우리가 나중에 보겠지만, 모든 세 가지 종류의 근육에 영향을 미친다.

평활근에는 다중 단위 평활근과 단일 단위 평활근 등 두 가지 유형이 있으며 자동적으로 기능한다. 다중 단위 평활근은 더 큰 동맥, 모낭 주변 및 눈에서 발견되지만(렌즈 조정 및 동공 확장에 영향을 미침) 다른 곳에서는 발견되지 않는다. 이러한 근육은 일반적으로 비활성 상태이며 신경 자극이나 특정 호르몬에만 반응한다. 이러한 근육은 교감신경계가 스트레스에 반응할 때 수축하는 근육이다. 요가 수행을 통해서

교감신경계가 이러한 근육으로 유출되는 것을 줄일 수 있다. 이러한 교감신경계 활동이 감소하면 신체 주변부로의 혈류가 증가하고 이완이 진행된다.

심장 근육은 줄무늬 근육처럼 보인다. 자동으로, 리드미컬하게 맥동하는 이 근육은 단일 단위 평활근처럼 작용한다. 심박수는 신경 자극과 특정 호르몬에 의해 조절된다. 기능적인 심박 조율기가 있다. 이것은 세포 그룹으로 구성된다. 신경을 자극하고 적절한 영양을 공급하고 산소가 충분하면 이것은 심장 근육을 리드미컬하게 수축한다. 요가 수행은 심박수를 늦추고 안정시키는 것으로 나타났다.

골격근은 뼈에 붙어 있다. 그 위치에서 골격근은 뼈가 서로 움직이게 할 수 있다. 길고 섬유질의 줄무늬 근육은 기시부부터 정지부까지 확장된다. 몇 가지 예외가 있다. 어떻게 연결되어 있을까? 결합 조직의 강한 띠인 힘줄을 통해 근육이 뼈에 부착된다.

골격근에는 굴근과 신근의 두 가지 유형이 있다. 두 유형 모두 수축 기능만 한다. 사지가 몸에서 멀어질 때 수축하고 돌아올 때 수축한다. 복부에 위치한 굴근은 수축을 통해 팔다리를 몸 쪽으로 가져온다. 신근에는 팔다리를 몸에서 멀리 움직이게 하는 한 가지 효과가 있다. 신근은 반중력 근육이다. 중력의 당기는 힘에 반응하여 사람이 일어설 수 있도록 도와준다.

요가 수행은 세 종류의 근육 모두에 영향을 미친다. 요가 수행을 많이 할수록 평활근이 영향을 더 많이 받을 것이다. 수행하는 정도가 허락하는 경우, 부교감신경계 균형이 더 향상될 것이다. 이러한 수행에는 명상, 프라티야하라 및 프라나야마가 포함된다. 심장 근육에 영향을 미치는 요가 수행도 유사하다. 두 종류의 평활근 모두 자율신경계의 변화에 영향을 받는다.

특히 중요한 것은 요가가 골격근이나 소매틱 신경계에 미치는 영향이다. 아사나는 골격근(굴근과 신근)의 수축을 자극한다. 골격근의 해부학적 구조를 살펴보자.

골격근의 해부학

근섬유에는 추외근섬유와 추내근섬유 등 두 가지 유형이 있다. 추외근섬유는 수축을 통해 근육 힘을 제공한다.

작고, 추외근섬유와 평행하게 배열된 것이 추내근섬유다. 신장 수용기로 기능하는 추내근섬유는 근육 길이를 감지한다. 구심성 신경 종말은 추내근섬유의 캡슐에 연결된다. 추내근섬유는 근방추 내에서 발견된다. 근방추는 기계수용기로서 추간근섬유의 말단에 가해지는 힘에 반응한다. 요가 자세를 취할 때 다양한 근육이 스트레칭되어 기계 수용기를 자극한다.

운동 단위에는 하부 운동 뉴런 및 이와 관련된 근섬유가 포함된다. 그 경로를 추적하고 그 기능적 관계를 고려하면 우리는 축삭돌기 및 관련 추외근섬유가 있는 알파 운동 뉴런을 운동 단위에 포함할 것이다. 그것은 기능적 단위다. 아사나를 하면 다양한 운동 단위가 자극을 받아 모든 근섬유가 수축된다.

신경근 접합부

신경근 접합부는 축삭돌기의 종말 단추와 근섬유 사이의 시냅스다. 근섬유의 표면에는 운동종판이라는 특수 영역이 있다. 원심성 축삭돌기의 시냅스는 종말 버튼이 근섬유와 만나는 영역이다. 종판 전위는 축삭돌기가 발화할 때 발생한다. 아세틸콜린은 종말 단추가 방출한다. 종판 전위(EPP)라고 하는 후시냅스막의 탈분극은 아세틸콜린에 의해 유발된다. 그것은 NS의 유사한 흥분성 후시냅스 전위(EPSP)보다 크기가 더 크다. EPP는 항상 건강한 근섬유를 수축시킨다는 한 가지를 기억하는 것이 중요하다.

하부 운동 뉴런은 중간 뿔, 척수 회백질의 복부 뿔, 뇌신경의 운동 핵 중 하나 등 3가지 위치에서 발견된다. 그런 다음 축삭돌기는 그것이 충돌하는 근섬유에서 시냅스한다. 요가 자세를 취하면, 하부 운동 뉴런을 따라 자극이 전달되어 종말 단추와 종판 전위에서 아세틸콜린이 분비될 것이다.

근육 수축

다양한 운동 단위의 평균 발화율이 근육 수축의 강도를 결정한다. 신장 수용기(근방추와 감각 종말)는 근육의 스트레칭에 민감하다(그림 12.2).

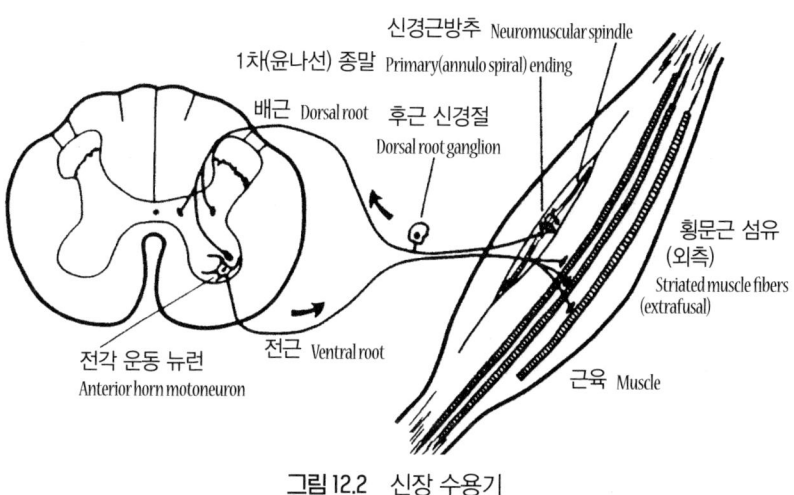

그림 12.2 신장 수용기

신장수용기는 추외근섬유에 평행하게 배열된다. 신장수용기는 근육이 길어질 때 하나의 신호에 의해 활성화된다. 따라서 이러한 수용기는 근육 길이를 감지하는 역할도 한다.

골지건 기관은 건과 근육의 접합부에 위치한다. 이러한 기관은 신장수용기를 잡고, 신장에 민감하며, 발화율에 따라 신장 정도를 인코딩한다. 이 모든 것은 골지건 기관의 기능 측면이다. 이러한 기관은 요가의 주요 표적이다.

신장반사계

신장반사계에는 단시냅스 신장 반사와 다시냅스 반사 경로 등 두 가지가 있다. 단시냅스 신장 반사에는 본질적으로 하나의 시냅스가 있어서 사지를 원래 위치로 되돌린다. 그것은 빠르고 간단하며 비자발적이다. 이 반사의 예는 슬개골 반사다. 의사가 무릎 바로 아래를 두드렸을 때를 기억하는가? 반사는 간단한 회로다. 반사는 근육으로 다시 반사되는 운동 충동으로 정의된다. 단시냅스 신장 반사(요가에서 흔한)는 구심성 섬유인 추내근 섬유의 감각 종말로 시작된다. 그것은 같은 근육의 추외근 섬유와 시냅스한다. 근육이 빠르게 신장되면 이 반사로 인해 근육이 수축된다. 예로는 종아리의 비장근 또는 큰 근육이 있다. 이 근육이 수축하면서 서 있는 자세를 유지할 수 있다. 균형을 유지하는 데 도움이 되는 반사는 요가 수행에 매우 중요하다.

다시냅스 반사 경로

다시냅스 반사에는 여러 종류가 있다. 다시냅스 반사 경로에는 많은 시냅스가 있다. 축삭 가지가 많을 때 정보가 분산된다. 단일 뉴런에 여러 입력이 있을 때 정보가 수렴된다. 예를 들어, 골지건 기관에서 기원하는 복잡하고 다중 시냅스인 다시냅스 경로의 역할은 근수축의 강도를 감소시키는 것이다.

근육은 반대 쌍으로 배열된다. 작용제(agonist)와 길항제(antagonist)라고 불리는 그들은 서로에 대해 작용한다. 작용제는 사지를 움직인다. 길항근은 사지를 반대 방향으로 다시 움직인다. 신장 반사는 작용제를 흥분시킬 뿐만 아니라 길항제를 억제한다. 요가 자세를 취하면 서로 반대되는 여러 쌍의 근육, 다양한 작용제 및 길항제가 수축된다. 다양한 자세를 하다 보면 어느 근육이 수축하는지 깨닫는 데 시간이 걸릴 수 있다.

감마 운동시스템

근방추는 근육의 길이 변화에 민감하다(그림 12.3). 뇌가 근방추의 길이를 결정하듯이, 전체 근육의 길이도 결정한다. 이것은 어떻게 이루어질까? 뇌는 감마 운동 뉴런의 발화율을 정한다(그림 12.4). 감마 운동 뉴런은 원심성 축삭돌기를 근방추로 보내는 신경 세포다. 이들의 감도는 연관된 원심성 섬유의 발화율을 변경해서 조정된다.

근육이 쉬고 있는 동안에는 근육 활동이 없다. 비 특이적 용어인 '근육 긴장도'는 감마 운동 뉴런에 따라 다르다. 보조 시스템인 감마 운동 뉴런은 근방추에 충동을 보낸다. 감마 운동 뉴런의 발화율은 미묘하고 비자발적이며 근 긴장의 정도를 결정한다. 편안한 요가 자세와 기타 수행을 통해 감마 운동 뉴런의 활동과 근 긴장을 조절할 수 있다.

효과적인 요가 방법: 소매틱 요가 입문

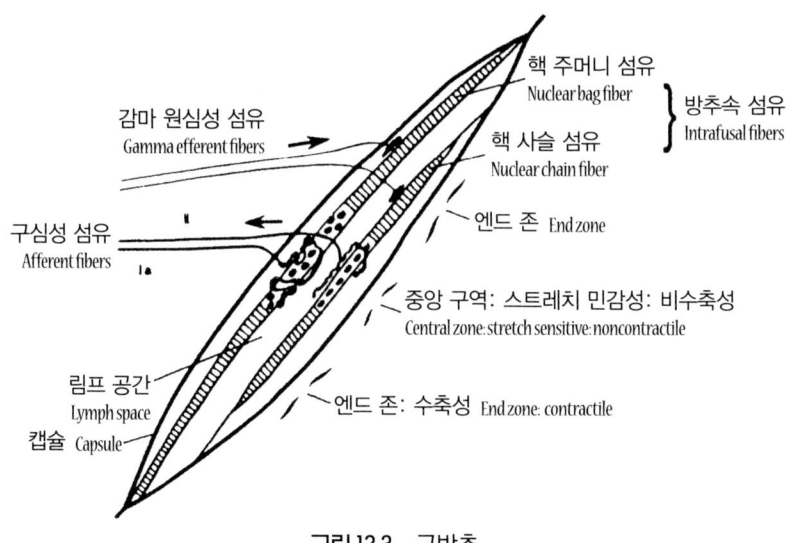

그림 12.3 근방추

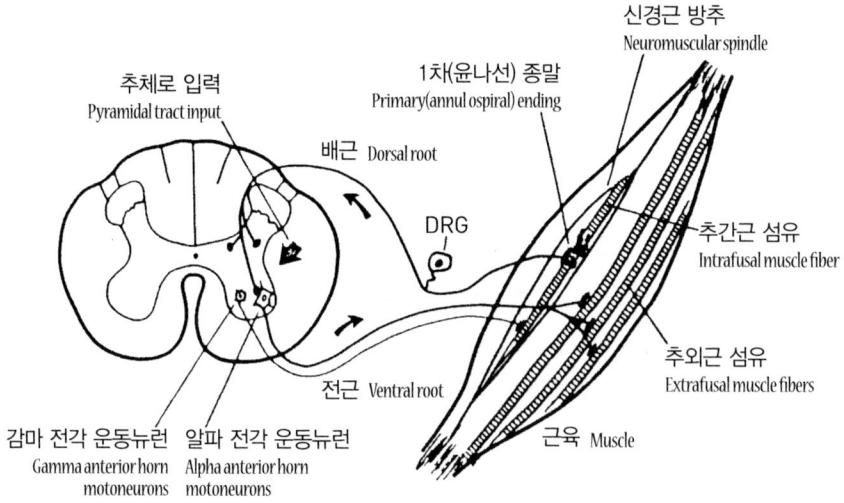

그림 12.4 감마 운동 뉴런

추체로 운동시스템

피질의 '연합' 영역은 움직임의 개시에 참여한다. 이 시스템의 손상은 변경된 움직임, 종종 로봇과 같은 움직임을 유발한다. 추체로는 움직임의 범위보다는 움직임의 힘과 관련이 있다. 망상척수 섬유는 망상 활성화계와 척수가 포함된 경로를 구성한다. 망상 활성화계의 일부가 허용하는 경우 이 경로는 감마 운동 시스템을 제어하는 역할을 한다. 교차시스템인 추체로계는 피부 압력 및 자세 유지와 관련이 있다. 추체로계는 움직임을 생성하는 역할을 한다. 체성 감각 입력은 운동 피질에 대한 유일한 직접 입력이다. 나머지 입력은 다중 시냅스 경로를 통해 온다. 요가 자세를 수행하기로 하는 결정은 추체 운동시스템의 참여를 수반할 것이다.

추체외로 운동시스템

추체로계는 움직임을 생성하는 반면, 추체외로 시스템은 움직임을 부드럽게 한다. 추체외로 시스템에는 이러한 움직임을 지원하기 위한 자세 조정이라는 또 다른 기능이 있다. 그 구조는 어떨까? 추체외로 시스템이 추체로계보다 더 복잡하다는 것은 분명하다. 추체외로(추체로가 아닌)에는 많은 시냅스가 있으며 확산적이다. 그것은 선조체(새로운 홈이 있는 구조), 미상핵, 피각을 포함한다. 창백핵인 담창구(오래된 홈이 있는 구조)도 포함되어 있다. 요가 자세는 특히 추체외로 운동시스템을 활용한다.

기저핵은 운동 순서를 촉진 및 억제한다. 창백근은 움직임을 촉진한다. 이러한 구조 중 하나가 중단될 때 어떤 일이 발생하는지 살펴보면 움직임 행동에서의 그 역할을 알 수 있다. 예를 들어, 기저핵이 손상되면 느리고 부드러운 움직임을 수행하는 환자의 능력에 문제가 발생한다. 미상핵이나 피각이 손상되면 '경직' 또는 '통제할 수 없는 통감(writhing)

효과적인 요가 방법: 소매틱 요가 입문

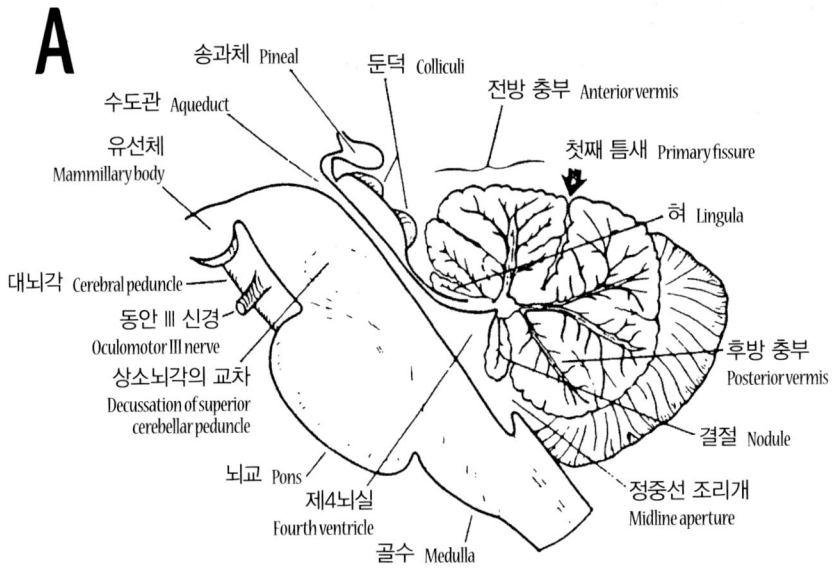

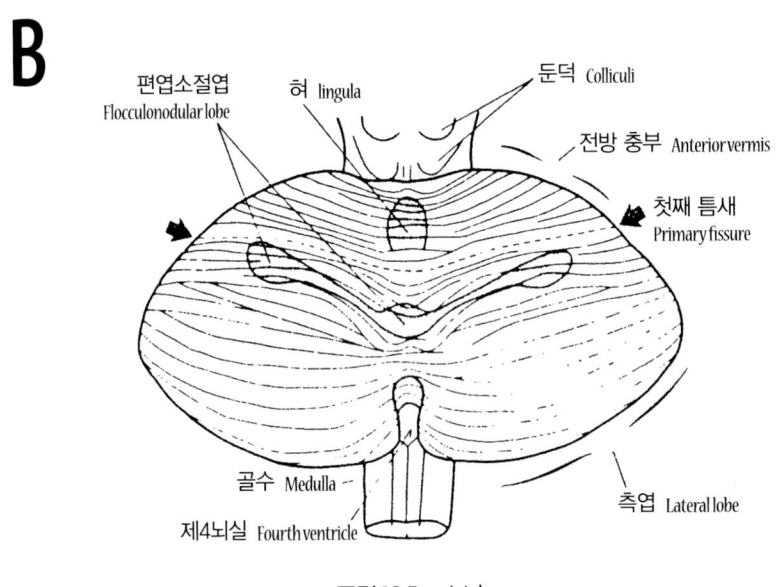

그림 12.5 소뇌

아사나: 아사나가 작동하는 방식

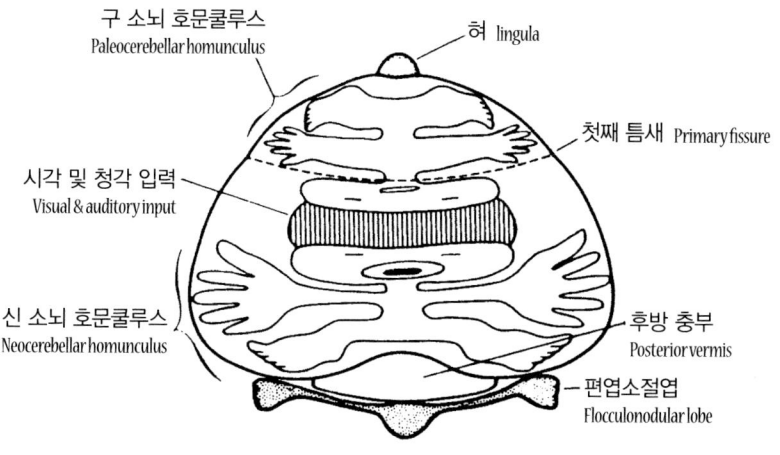

그림 12.6 소뇌의 국소화

움직임'과 같은 주요 결핍이 야기된다. 창백구 또는 복측 시상이 손상되면 주요 움직임 결핍 또는 무운동증이 발생한다.

    소뇌에는 세 가지 기능이 있다(그림 12.5 및 그림 12.6). 소뇌 기능에 대한 연구로부터 소뇌가 운동 감각 및 전정 입력을 수신한다는 것을 알 수 있다. 그 정보를 이용하여 소뇌는 뇌간, 망상 형성 또는 망상 활성화계(RAS)와 상호 작용한다. RAS는 감마 운동시스템에 영향을 미친다. RAS는 전정 정보를 수신할 뿐만 아니라 자세 근육도 제어한다. 이러한 제어는 뇌전척수 경로를 통해 전달된다. 신소뇌는 소뇌 중 가장 최근에 발달한 층이다. 신소뇌는 빠르고 숙련된 움직임의 생성에 관여한다. 소뇌는 요가 활동으로부터 정보를 받는다. 소뇌는 움직임을 촉진하기 위해 정보를 내보낸다.

전정계

요가 자세를 할 때 몸은 여러 위치에서 중력에 대해 정렬된다. 자세를 취하기 위해 준비하는 것도 전정계를 자극한다. 전정계에 골미로가 포함된다. 골미로는 전정낭, 반고리관 및 달팽이관 등 세 가지 구조(막성 미로)를 둘러싸고 있다. 전정계에 대한 자극을 살펴볼 때에는 반고리관과 전정낭 등 전정계의 두 가지 구성 요소에 미치는 영향을 살펴보아야 한다. 반고리관은 각가속도(회전에 존재하는 가속도)에 반응한다. 반고리관은 머리의 회전 변화를 감지하지만 고정적인 회전은 감지하지 못한다. 반고리관에는 시상면, 가로면 및 수평면 등 세 가지 주요 평면이 있다. 전정낭은 중력에 반응한다. 전정낭은 몸이 아니라 공간에서 머리의 방향을 알려주는 역할을 한다.

운동 감각 및 기관 감도

운동 감각이란 사지 움직임과 위치에서 오는 감각 피드백을 말한다. 유기적 감도는 내부 장기에서 나오는 감정을 말한다. 운동 감각 자극은 두 곳에 위치한 신장 수용기에서 나온다. 근육의 신장 수용기는 근육 길이의 변화를 나타내고, 힘줄의 신장 수용기는 근육이 가하는 힘을 나타낸다. 추내근섬유는 신장 수용기로 기능하는 근섬유다. 섬유는 추외근섬유와 평행하게 배열되어 있다. 이러한 섬유는 근육 길이 감지기다. 요가 자세를 수행하면 운동감각 피드백을 반복적으로 받게 된다.

수용 기관인 골지건 기관은 건과 근육의 접합부에 위치한다. 골지건 기관은 신장에 민감하다. 섬유질 결합 조직 시트인 근막은 근육을 둘러싸고 있다.

운동 감각 및 유기적 정보는 메카 신경 수용기와 통증 수용기에 의해 전달된다. 이러한 수용기는 피부 수용기와 같다. 운동 감각 및 유기 구심성 섬유의 CNS(중추신경계통)로의 경로는 운동 감각 및 유기 수용기로부터의 고통스러운 자극이 교감신경 섬유를 동반한다는 것을 보여준다. 통증이 없는 감각은 부교감 구심성 신경을 포함하는 신경을 동반한다. 자세를 수행하면 운동 감각 구심성 신경을 따라 반복적으로 충동이 전달될 것이다.

근육과 건 원심성 신경이 받는 정보에는 (1) 추내근섬유에서 감각 종말에 의해 신호를 받는 근육 길이, (2) 감각 종말에 의해 신호를 받는 건의 근육이 가하는 긴장(이러한 감각 종말은 근육-건 접합부 내 골지건 기관 내에 있다) (그림 12.7), (3) 근육이나 근막의 막 덮개 내에 포함된 층판소체에 의해 신호를 받는 근육에 가해지는 심부 압력, (4) 혈액 공급을 따라가고 그 위에 있는 근막의 근육 전체에 걸쳐 발견되는 자유 신경

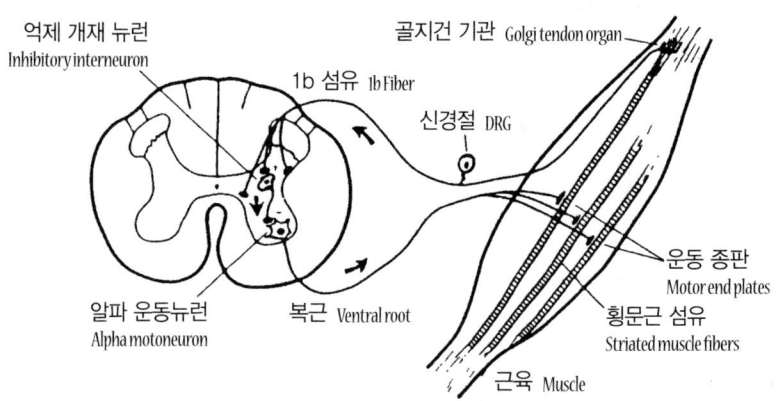

그림 12.7 골지건 기관

종말에 의해 신호를 받는 장기간의 고통이나 근육 경련을 수반하는 통증 등 4가지 종류가 있다. 요가 수행을 하는 동안 근육과 건 원심성 신경이 받는 처음 세 가지 종류의 정보를 경험하게 될 것이다.

관절을 따라 늘어서 있는 조직에는 자유 신경 종말과 캡슐화된 수용기가 있다. 자유 신경 종말은 통증을 유발하고 캡슐화된 수용기(예: 파치니 소체)는 관절의 움직임과 위치에 민감하다. 파치니 소체와 자유 신경 종말은 또한 다양한 내부 장기의 바깥 층에서 발견된다. 그들은 유기적인 감각을 발생시킨다. 이러한 감각은 운동 감각보다 훨씬 더 미묘하다. 그럼에도 불구하고 때때로 요가 수행이 내부 장기 활동에 미치는 영향을 느끼게 될 것이다. 이것의 예는 부교감신경성 신경계 지배 쪽으로 이동 후의 위장 활동 증가가 될 것이다. 이것은 때때로 요가 명상과 이완 수행의 결과다.

운동 감각

일반적으로 신경근육계 변화가 자동으로 의식 변화를 일으킨다는 사실을 알아야 한다. 근육은 일방 통행로를 따라 단독으로 작용하지 않으며, 오히려 모든 근육 움직임은 근육과 힘줄 내의 감각 세포를 자극하여 정보를 뇌의 운동 뉴런에 '피드백'함으로써 그 활동을 확정한다. 감각 운동 회로의 이 루프 시스템은 뇌가 지속적으로 진행 중 상태인 근육계의 운동 감각을 수신하도록 보장한다.

진행 중 상태의 근육이 긴장하면 감각 세포는 피드백 신호를 보내 뇌에 충격을 가한다. 진행 중 상태의 근육이 이완되면 감각 세포는 피드백 신호를 소량으로 감소시킨다. 이로 인해 뇌는 다른 문제를 인식하여 집중할 수 있게 된다. 외부 세계에 대한 인식이 덜 흐릿하고 덜 산만해질 뿐만 아니라 자기 내면의 신체 세계에 대한 인식도 마찬가지다. 자신에 대한 고유 감각 인식은 무한한 경험 영역으로 접근하는 통로가 된다. 고급 단계의 요가 수행에서 얻은 특별한 마음 상태에 대한 많은 설명들은 그것이, 즉 특별한 소매틱 상태가 무엇인지에 관해서 이러한 설명을 이해하기에 충분한 내적 고유수용성 인식을 가지고 있는 경우에만 이해할 수 있다.

요가는 고유 감각 경험의 세계를 탐험할 수 있게 하는 열린 고대 전통이었지만, 이 전통은 예를 들어 Charlotte Selver의 감각 인식 가르침, Gerda Alexander의 섬세한 유토니(Eutony) 수행 및 Moshe Feldenkrais의 움직임 운동을 통한 인식 등과 같이 새로운 형태를 띠면서 현재까지 계속 이어지고 있다.

운동 피질(그림 12.8)

요가의 신체 수행과 가장 명백하게 관련된 피질 영역은 운동 피질이다(그림 12.8). 운동 피질은 전중심회이며, 중심구 앞쪽에 있는 피질의 접힌 부분이다. 거기에 '호문쿨루스'라는 운동 피질이 있다(그림 12.9). 호문쿨루스란 무엇일까? 그것은 해당 영역에 대한 운동 제어의 양에 비례하는 신체의 매핑이다. 지도는 뇌 수술 중에 탐색할 수 있다. 실제로 그것은 수술 위치를 정확하게 파악하기 위해 자주 탐색해야 한다. 사람은 운동 피질에서 거꾸로 매핑되어 있다. 미세한 운동 제어가 필요한 신체 부위, 즉 손이나 손가락 등에만 사용되는 더 큰 피질 표면이 있다. 운동 피질은 또한 체성 감각 피질과 뉴런을 공유한다.

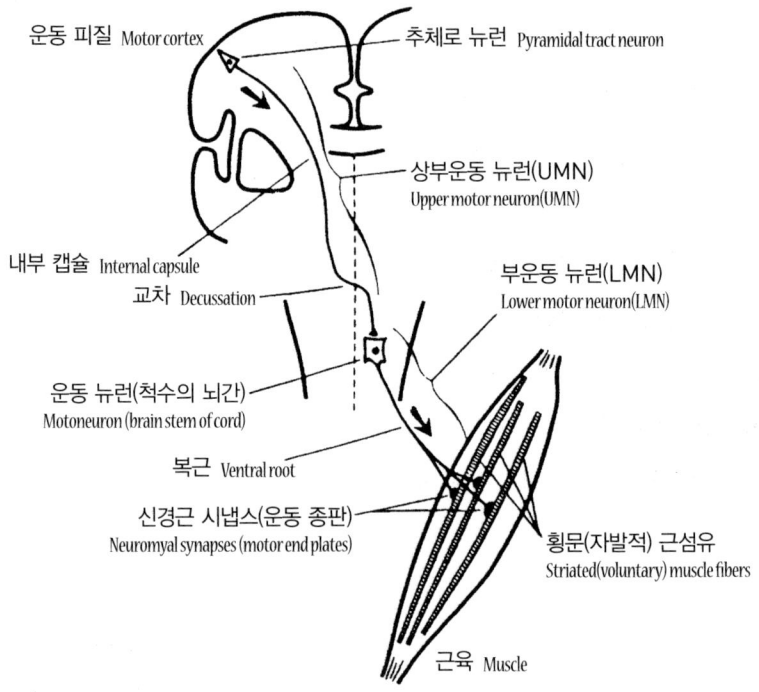

그림 12.8 운동 피질

체성감각 피질

요가 자세를 따라하면 체성 감각 피질 활동로 발행하는 감각을 느끼게 될 것이다. 체성감각 피질은 중심후회다. 중앙구의 뒤쪽 접힌 부분에는 신체의 또 다른 거꾸로 된 지도가 있다(그림 12.10). 그것에는 더 큰 감도를 지닌 신체 부위에만 사용되는 더 커다란 영역이 있다. 예를 들어, 입술과 혀에는 감각 수용만 사용되는 불균형적인 영역이 있다.

아사나: 아사나가 작동하는 방식

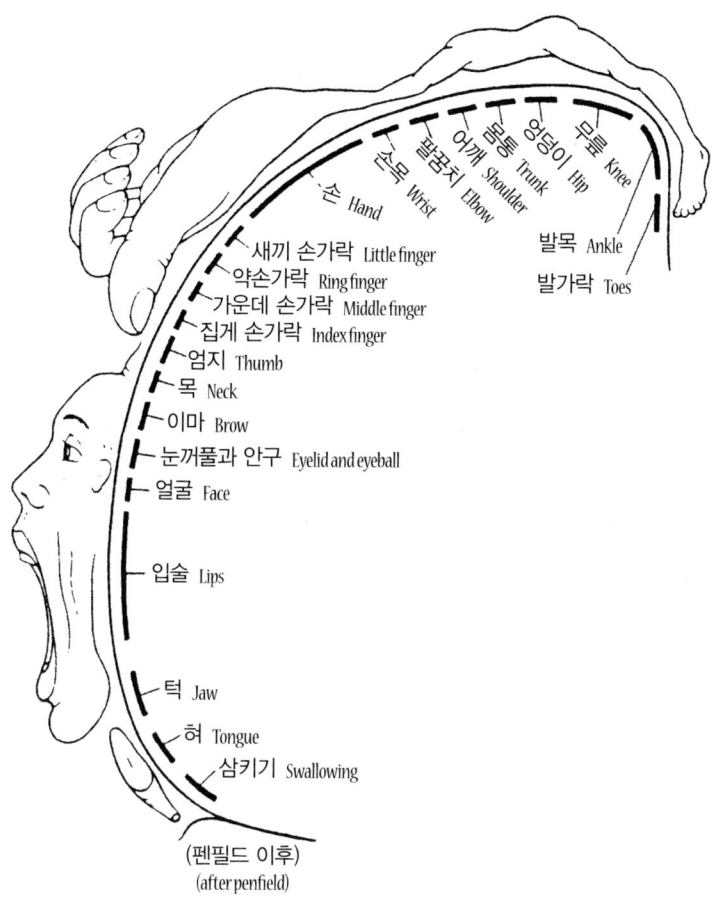

그림 12.9 운동 호문쿨루스

아사나를 수행하면 감각 운동 피질이 자극을 받는다. 자세로 이동하면서 한 가지 종류의 자극이 발생한다. 자세를 유지하게 되면 감각운동 피질의 동일 영역이 반복적으로 자극을 받게 될 것이다. 신체 구성에 해당하는 영역이 자극을 받게 된다. 자세를 마치게 되면 감각 피질에서 처리되는 감각을 경험하게 된다.

여기에 자세를 시각화하는 것으로 시작되는 루프가 있다. 우반구의 정수리-후두엽-측두엽(POT) 영역은 아마도 이것에 의해 활성화될 것이다. 그런 다음 운동 피질에 영향을 미치는 영역에 의해 자발적인 움직임이 시작된다. 근육으로 내려가는 경로로부터 해당 근육의 수축을 위한 적절한 통합 정보가 생성된다. 마지막으로, 상승 경로를 따라 정보가 감각 피질로 전달되고 감각 피질은 다시 운동 피질에 알린다. 여기서 우리는 집중 명상과 동일한 패턴을 따른다. 감각 입력 방식에 주의를 기울이고 이러한 이벤트를 반복적으로 암시하면 단편적인 경험을 넘어 통합과 합일의 경험으로 이동하게 된다. 이러한 경험은 제한된 시간 동안 유지된다.

신체의 총 운동량의 감소는 망상활성계 및 시상활성계에 무언가를 암시한다. 느리고 신중한 움직임은 기저핵에 무언가를 암시한다. 이 모든 것들은 신경계의 특별한 상태를 조성하는 데 도움이 된다. 부교감신경계 지배로 전환하는 데 도움이 된다. 항상성을 유지하는 데 도움이 된다. 이것은 몸의 가장 좋은 손잡이인 신경근육계를 사용한다. 궁극적인 목표는 모든 시스템 간의 조화다.

하타 요가에 대한 정신 생리학적 연구에는 근전도(EMG) 연구와 유연성 측정에 대한 연구가 포함된다. 근육의 전기적 활동을 기록하는 것을 근전도(EMG)라고 한다. 근육의 전기적 활동은 피부 표면에서 또는 바늘 전극으로 기록할 수 있다. 요가 아사나의 EMG 측정은 근육 그룹의 수축 또는 이완의 정도와 같은 활동을 모니터링하여 이루어진다.

Funderburk(1977)는 인도의 체육 교사에 대한 연구를 보고했다. 체육 교사들은 훈련의 일환으로 요가 아사나를 수행했다. 그들은 무한자(the infinite)에 집중하는 가운데 아사나를 수행하도록 요청 받았다. 결과에 따르면, 그들은 관련 근육의 이완 정도를 증가시킬 수 있는 것으로

아사나: 아사나가 작동하는 방식

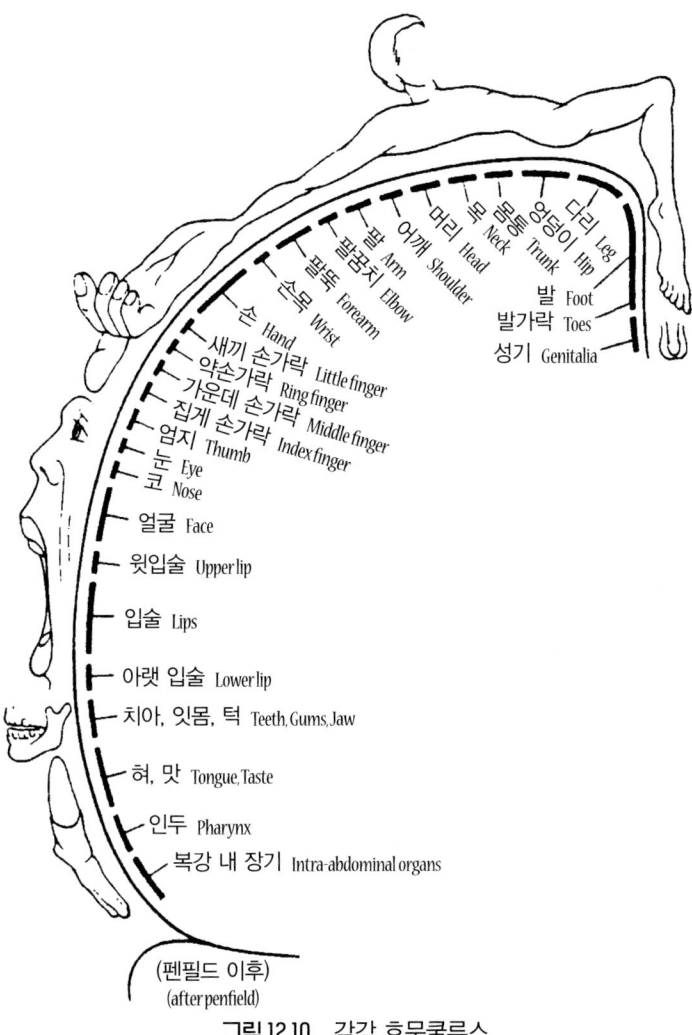

(펜필드 이후)
(after penfield)

그림 12.10 감각 호문쿨루스

나타났다. 또한 그들은 각 자세를 편안하게 유지할 수 있는 시간을 늘릴 수 있었는데 이로써 자세 수행이 주는 혜택이 늘어났다.

K. S. Gopal 등(1975)은 6개월 동안 두 그룹의 피험자를 비교했다. 한 그룹은 이전에 요가 훈련을 받았고 다른 그룹은 요가 훈련을 받지 않

앉지만 가벼운 운동을 한 적이 있었다. 짐작할 수 있듯이 EMG 기록은 훈련을 받지 않은 그룹에서 더 높았다. 시체 자세는 근육 활동이 가장 작은 것으로 밝혀졌다.

유연성

V. Hubert Dhanaraj는 51명의 남자 대학생을 무작위로 체력 단련을 위한 5 BX 프로그램, 요가 그룹 또는 대조 그룹에 할당했다(Dhanaraj, 1974). 6주 동안 매일 연습한 후, 요가군은 Wells Sit-and-Reach Test로 측정했을 때 유연성이 가장 크게 증가한 것으로 나타났다.

Robson Moses(1972)는 왼쪽 발목, 엉덩이, 몸통, 목의 신전-굴곡 범위의 변화를 측정했다. 피험자는 실험군과 대조군에 속한 체육대학 남학생 27명이었다. 10주간의 하타 요가 또는 체육 수업 전후에 측정이 이루어졌다. 결과에 대한 통계 분석 결과, 요가군에서 엉덩이, 몸통, 목의 유연성이 유의하게 증가한 것으로 나타났다. 발목은 유의한 증가를 나타내지 않았다.

소매틱 요가에서는 아사나가 생리학적으로 어떻게 작용하는지에 대해 최대한 많이 아는 것이 중요하다. 자세를 취하는 것뿐만 아니라 몸 안에서 일어나는 일을 인식하는 것도 중요하다. 마음은 몸과 통합된다. 이렇게 하면 자세 수행으로 최대의 이익을 얻을 수 있고, 마음/몸 통합을 강화하고, 자세를 명상 경험으로 바꿀 수 있다.

13
감각과 집중력 훈련

나에게 요가는 음악이나 춤과 같다. 요가는 나에게 일종의 자유를 나타낸다. 나는 요가를 과학의 한 형태인 동시에 예술의 한 형태로 본다. 춤을 추듯 요가를 하면 내 몸이 살아난다.

요가 학생

집중력 훈련은 감각을 자극하는 방법이다. 뇌신경은 뇌에 대한 1차 감각 입력 채널이다(그림 13.1). 요가는 근육 경험을 제공할 뿐만 아니라 이러한 각 채널에 대한 감각 자극도 제공한다. 그것을 살펴보는 이러한 방식을 통해서 일부 수행에 대한 근거를 이해할 수 있다. 다양한 요가 수행에서 뇌신경이 어떻게 사용되는지 알아보자. 구심성 경로인 뇌신경은 정보를 뇌에 전달하는 감각 통로다. 뇌신경은 어떻게 작동할까? 다음은 뇌신경과 이를 자극하는 요가 수행에 관한 목록이다.

CN I   후신경(향)
CN II   시신경(시각적 명상)
CN III 동안신경(안구 움직임 연습, 안구 위치)
CN IV   활차신경(안구 운동, 안구 위치)
CN V   삼차신경(사자)
CN VI   외전신경(안구 운동, 눈 위치)
CN VII 얼굴신경(사자)

CN Ⅷ 평형-청각신경(비정상적인 균형 자세, 청각 명상, 노래)

CN Ⅸ 설인신경 (맛, 사자 자세)

CN X 미주신경(다양한 자세)

CN Ⅺ 척추부신경(다양한 자세)

CN Ⅻ 설하신경(사자)

가장 긴 뇌신경인 미주신경은 부교감신경계의 섬유를 흉부와 복강의 기관으로 전달한다. 또한 통증이 없는 감각 섬유를 다시 뇌로 운반한다. 미주신경은 요가 쿤달리니 경로의 가능한 부위로 제시되었다(14장 참조).

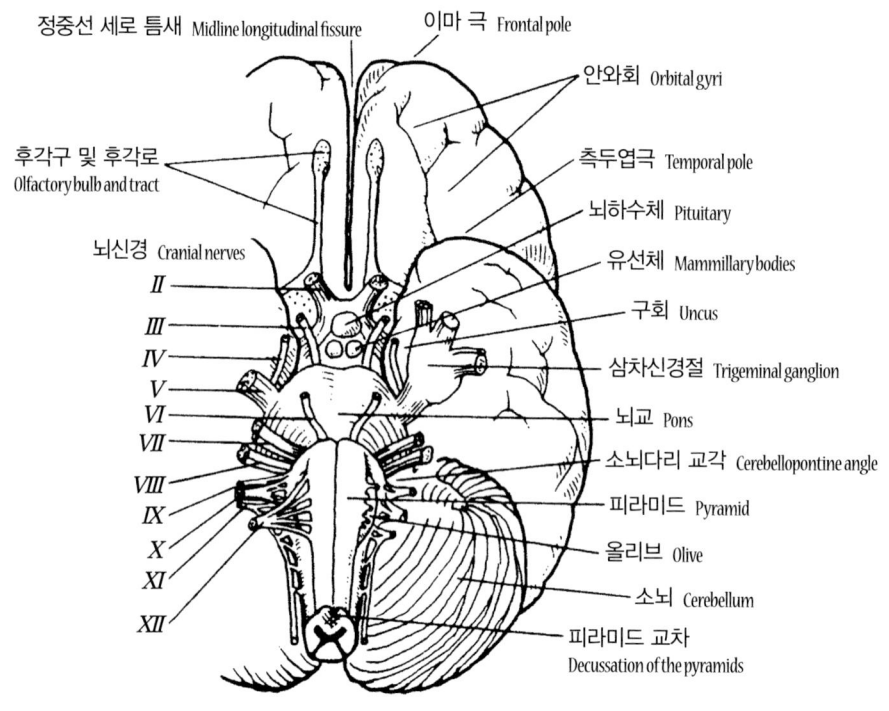

그림 13.1 뇌신경
(Lena Lyons가 그린 그림을 수정한 것임)

감각 수용기

환경의 에너지가 감각 수용기에 영향을 미치면 그 에너지가 변환돼서 감각 신경을 따라 이동하는 전기화학적 자극으로 변경된다. 감각 변환은 '감각 자극이 느리고 점진적인 생성 전위 또는 수용기 전위로 변환되는 과정'(Carlson, 1977, p. 622)이다. 이것은 한 형태의 에너지가 감각 수용기에 의해 다른 형태로 번역된다는 것을 의미한다. 각 감각은 에너지를 변환할뿐만 아니라 이를 다른 방식으로 수행한다. 그런 다음 감각 코딩이 이루어진다. 감각 코딩은 신경 활동의 형태로 감각 사건을 나타낸다. 예를 들어, 명상 표적에 집중할 때 감각 수용기 중 하나가 자극된다.

먼저 수용기 및 생성기 전위를 살펴보자. 수용기 세포의 역할을 하고 점진적 전위를 생성하는 특수 뉴런을 발생기 전위라고 한다. 수용기 전위는 물리적 자극에 대한 반응으로 생성되는 느리고 점진적인 전기적 전위다. 일부 수용기 세포는 뉴런이고 일부는 그렇지 않다. 수용기 전위는 수용기가 시냅스하는 뉴런의 발화율을 변경한다.

감각 양식은 특정 형태의 감각 입력을 나타낸다. 여기에는 시각 또는 청각 또는 후각이 포함된다. 체성 감각이 신체 감각을 가리킨다는 것은 분명해 보인다. 촉각, 통증 및 온도에 대한 감도가 그 예에 속한다.

감각 시스템은 유기적 완전성을 유지하기 위해 사용해야 한다. 요가는 감각 시스템의 여러 부분에 다양한 자극을 제공한다.

시각계(그림 13.2)

시각적 명상 표적을 사용할 때, 시각계가 자극을 받는다. 이것이 어떻게 발생하는지 살펴보자. 시각에 대한 자극은 망막에 영향을 미치는 빛 광자로 구성된다. 이것은 작은 에너지 패킷이다. 눈은 안구에 매달려 있으며 공막에 부착된 6개의 근육에 의해 움직인다. 공막은 눈의 외피다. 눈에 부착하기 위해 뒤로 접혀 있는 결막은 눈꺼풀을 감싸는 점막이다. 각막은 동공의 투명하고 빛을 받아들이는 층이다. 홍채는 각막 뒤에 위치한 근육 고리다. 확장 가능한 개구부인 동공은 동공확대근에 의해 확대된다. 부교감신경계에 의해 조절되는 괄약근은 수축할 때 동공을 줄인다. 수정체는 홍채 뒤에 있다. 수정체 모양은 모양체 근육으로 조절된다. 신경 조직의 일종인 광수용 세포는 눈의 뒤쪽 안쪽 표면에 위치한 망막을 구성한다. 그 기능은 무엇일까? 동공 뒤에 있는 망막은 빛을 받아들이는 표면이다. 후안방은 액체로 채워진 부분이다.

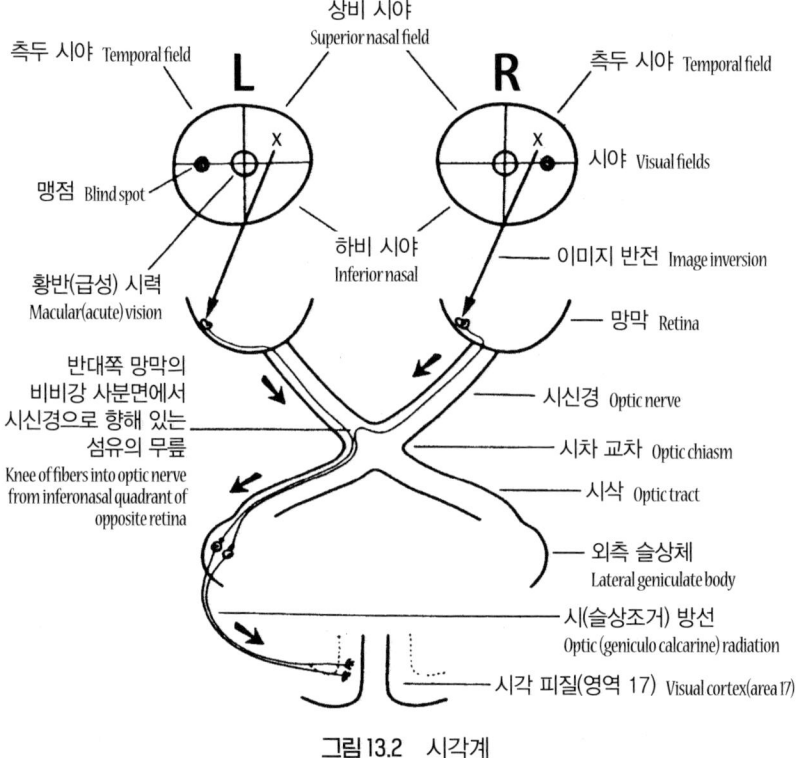

그림 13.2   시각계

광수용기는 망막의 수용기 세포다. 이 수용기는 광에너지를 전위로 변환한다. 간상체와 원추체는 광수용기다. 간상체는 '동일한 파장의 빛에 가장 민감하다'(Carlson, 1977, p. 620). 간상체는 색각을 인코딩하지 않는다. 원추체가 빛의 세 가지 파장 중 하나에 가장 민감한 것처럼 간상체도 색각을 인코딩한다. 특정 명상 표적을 사용할 때 간상체나 원추체 영역이 각각 또는 모두 반복적으로 자극된다.

중심와(fovea)는 망막에서 가장 민감한 부분으로, 조밀하게 밀집된 원추체 그룹으로 구성되어 있다. 이것은 일반적으로 명상 표적을 감지하는 곳이다. 시신경 원판은 신경절 세포 섬유가 망막에서 나오는 지점에 의해 형성된다. 시신경도 여기에서 나온다. 그것은 '맹점'이다. 양극성 세포층은 한쪽 끝의 수지상 과정과 다른 쪽 끝의 축삭 과정 등 두 가지 과정만 있는 양극성 뉴런으로 구성된다.

시각적 명상 표적 사용은 무엇보다도 생화학적 이벤트다. 명상 표적에서 반사된 빛이 망막에 닿는다. 시각 정보의 변환은 광자(빛을 구성하는 에너지 입자)가 망막 세포에 충돌할 때 발생한다. 역설적으로 빛은 전자기 복사나 에너지 입자로 볼 수 있다. 광색소는 단백질인 옵신을 포함한 특수 화학물질이다. 일련의 화학적 변화가 있다. 비타민 A에서 파생된 더 작은 분자인 레티날이 시각 과정에 참여한다. 그것은 긴 사슬로 된 분자로 특정 지점에서 구부러질 수 있다. 그것은 막대 옵신과 레티날로 구성된다. 트랜스 레티날은 직쇄 형태의 레티날이다. 11-시스-레티날은 트랜스 레티날이 구부러진 형태다. 가단성, 11-시스-레티날은 막대 옵신에 부착되어 로돕신을 형성할 수 있는 유일한 자연 발생적 형태의 레티날이다. 따라서 명상 표적의 빛을 관찰할 때 시작되는 복잡한 생화학 시리즈를 볼 수 있다.

시각계 내에서 우리는 망막의 모자이크 표현으로 인해 세상을 공간적으로 표현할 수 있다. 망막에서 후두엽으로 전달되는 것은 점 별로 표현되는 공간적 표현이다. 망막 모자이크 피질에 나타나는 표현을 망막국소라고 한다. 망막의 중심 영역인 중심와는 시각 피질의 25%다. 변환된 정보는 시각계로 들어가 시각 교차에서 분기한다(2개로 분기)(그림 13.2). 망막시개로(retinotectal tract)는 망막에서 상구까지의 경로다. 뇌간 또는 중뇌의 덮개 영역에 위치한다. 따라서 명상 표적의 정보 중 일부가 뇌간의 원시 시각 영역으로 이동하는 것을 알 수 있다.

2차 시각 피질은 1차 피질을 둘러싸고 있다. 그것은 사람이 감각을 의미있게 만드는 첫 번째 단계를 담당한다.

청각계

청각 자극은 20~15,000Hz(초당 사이클)이다. 청각 명상 표적을 사용하면 해당 주파수 범위 내에 있는 소리를 선택하는 것이다.

그림 13.3은 귀의 해부학적 구조를 보여준다. 외이는 귓바퀴라고 한다. 외부에서 외이도를 볼 수 있다. 고막은 중이다. 고실 장력이라고 불리는 이 근육은 추골에 붙어 있으며 고막을 수축한다. 그 안에는 중이의 뼈인 이소골이 있다. 여기에는 추골, 침골 및 등골이 포함된다. 등골의 기저판은 타원형 창을 가로질러 막을 누른다. 기저판은 달팽이 모양의 구조인 달팽이관 내의 유체로 소리 진동을 전달한다. 타원형 창은 달팽이관을 둘러싸고 있는 뼈의 구멍이다.

명상 표적의 소리는 내이의 달팽이관으로 들어간다. 달팽이관에는 명상 표적의 소리 진동을 전기화학적 충격으로 변환하는 청각 변환 메커니즘이 포함되어 있다. 달팽이관은 2/3 회전한다. 그것에는 또한 핵심

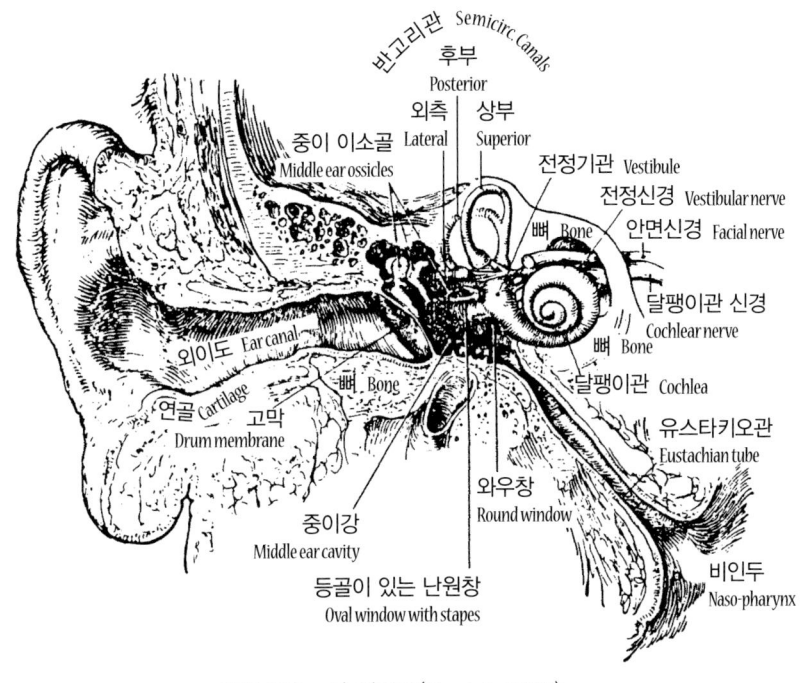

그림 13.3 귀 해부도(Brodel, 1939)
(Garoutte, 1987, 118p)

기능을 갖고 있는 유모 세포가 포함된다. 유모 세포는 청각 또는 전정 기관의 수용 세포이다.

명상 표적의 진동에 의해 시작된 활동은 청각 신경을 따라 이동하는 전기화학적 충동으로 변환된다.

청각 신경에는 달팽이관 신경과 전정 신경 등 두 가지가 있다. 청각과 관련된 신경 충격은 달팽이관 신경을 따라 청각 정보 처리를 담당하는 뇌 영역으로 이동한다. 전정 신경은 공간에서 몸의 위치에 대한 정보를 처리하는 데 도움이 되는 전정계로 충격을 전달한다. 요가 자세는 전정 신경에 충분한 자극을 준다.

미각

미각 명상 표적은 독특한 시스템을 사용한다. 미각과 후각의 경우 확실히 수용기에 대한 에너지 전달이 없다. 과거에 행해졌듯이 간단한 방법으로 자극을 조사할 경우 쓴맛, 짠맛, 단맛, 신맛을 알 수 있다.

미각 명상 초점의 접촉점은 혀, 구개, 인두 및 후두에서 발견되는 미뢰다. 약 10,000개의 미뢰가 있는 이러한 미각 수용기는 감각 뉴런의 수상돌기와 시냅스를 형성하는 특수 세포다. 혀 유두는 혀의 작은 돌출부다. 주변에 해자 같은 참호(trench)가 있다. 200개의 미뢰가 참호를 둘러싸고 있으며 그 구멍은 참호 쪽으로 향한다. 미각 명상 표적의 화학적 조합이 열린 구멍을 씻어낸다.

미각 정보의 전달은 시냅스에서의 화학적 전달과 유사하다. 자극 분자의 일부 특성은 수용기에 의해 '인식'되고 막 투과성과 후속 수용기 전위에서 변화를 유발한다. 그런 다음 전기화학적 충동은 신경계를 통해 전달된다.

미각 섬유가 뇌로 가는 경로는 CN VII 안면신경, IX 설인신경, X 미주(인두 및 인후) 신경에 위치한 세포체로 만들어진다.

후각

후각 명상 표적 정보는 화학적 자극을 사용한다. 후각계에 대한 자극은 휘발성 물질 분자로 구성된다(적절한 온도에서 증발함). 그들은 후각 상피를 덮는 점액에서 용해된다.

명상 표적 분자(예: 향)는 실제로 흡입된다. 그런 다음 후각 상피 수준에서 용해된다. 후각 기관의 구조는 후각 상피의 두 부분에 있는 후각 수용기로 시작한다. 이들은 비강 상단의 점막에 있다. 비개골(뼈 융기)

은 감각 수용기에 도달하기 위해 공기를 들어 올리는 데 도움이 되는 뼈다. 후각 신경의 끝에는 후각 구를 형성하는 돌출부가 있다. 그들은 후각 수용기로부터 입력을 받는다. 시상판은 후각 구 아래의 골판이다. 축삭돌기는 시상판을 통과한다. 또한 삼차신경 섬유는 유해한 화학 자극으로 인한 통증을 중재하기 위해 여기에서 종료된다.

후각 수용기의 해부학은 수용기가 뉴런의 세포체라는 것을 나타낸다. 그들의 축삭돌기는 시상판을 통과한다. 수용기의 섬모는 점막 표면에 돌출되어 있다.

명상 표적의 후각 정보는 신비한 방식으로 변환된다. 수용기 부위에서 섬모를 자극하는 명상 표적의 냄새 분자에 의해 발생기 잠재력이 어떻게 생성되는지는 알려지지 않았다. 후각구의 승모판 세포는 후각 수용기의 축삭돌기에 의해 시냅스된다. 후각 사구체는 복잡한 축삭 및 수상나무화다. 일부 축삭돌기는 뇌에서 시냅스하고, 다른 축삭돌기는 뇌를 가로질러 다른 후각 신경으로 들어가 반대쪽 후각구에서 시냅스한다. 생성된 전기화학적 충동은 정보가 처리되는 '후각 뇌'인 후뇌로 이동한다.

인간의 코는 약 7가지 주요 냄새를 구별할 수 있다. 감지할 수 있는 7가지 주요 냄새에는 장뇌 냄새, 에테르 냄새, 꽃 냄새, 사향 냄새, 박하 냄새, 톡 쏘는 냄새 및 썩은 냄새가 포함된다(Carlson, 1977, p. 246). 후각 명상 표적은 이러한 냄새 중 하나 이상으로 구성된다.

집중력 연습을 할 때 감각 수용기가 반복적으로 자극된다. 시각, 청각, 후각 등 자극을 받는 감각 수용기는 선택한 명상 표적에 따라 다르다. 그런 다음 감각 수용기는 원래 에너지 형태의 정보를 전기화학적 충격으로 변환(번역)한다. 이러한 충동은 신경 경로를 따라 이동한다. 경로는 해당 감각 방식에 따라 다르다. 피질의 특정 영역은 전기화학적 충동에 의해 반복적으로 자극을 받는다. 망상활성계도 자극을 받는다. 이 과정은 해당 표적에 주의를 기울이는 한, 해당 감각 시스템을 자극하는 한 계속된다. 집중력을 오래 유지할수록 다음 상태로의 생리학적 변화를 경험할 가능성이 높아진다.

다음 상태에는 부교감신경계 지배 쪽으로의 전환이 포함된다. PNS는 자율신경계의 일부다.

자율신경계(그림 13.4)

자율신경계(식물성 기능을 조절하는 말초신경계 부분)에는 두 개의 가지가 있다(그림 13.4). 두 가지는 교감신경계와 부교감신경계다. 교감신경(투쟁 도피 반응) 시스템은 각성을 수반하는 기능을 중재한다. 그것은 기본적으로 저장된 에너지의 분해와 관련된 것으로서 이화 작용을 한다. 부교감신경은 동화 작용을 하며 이완된 상태에서 발생하는 기능을 중재한다.

교감신경계 변화에는 혈압, 심박수, 호흡률, 뇌파 주파수의 증가 등이 있다. 부교감신경계보다 더 일원 시스템인 교감신경계는 척수와 평행한 신경절 사슬로 구성된다. 뉴런은 여기에서 시냅스를 형성하고 뉴런이 자극하는 기관이나 샘으로 확장된다.

부교감신경계는 때때로 교감신경계의 반대인 것으로 간주된다. 그것은 교감신경계의 영향을 상쇄한다. 그것의 뉴런은 척수의 뇌간과 꼬리 부분에서 중추신경계를 떠난다. 그것은 말초혈관의 평활근, 손과 발의 땀샘 및 피부의 입모근을 제외하고는 교감신경계와 동일한 기관 및 땀샘으로 확장된다. 유지 및 수리와 관련된 시스템이며 특히 요가 수행의 영향을 받는다.

감각과 집중력 훈련

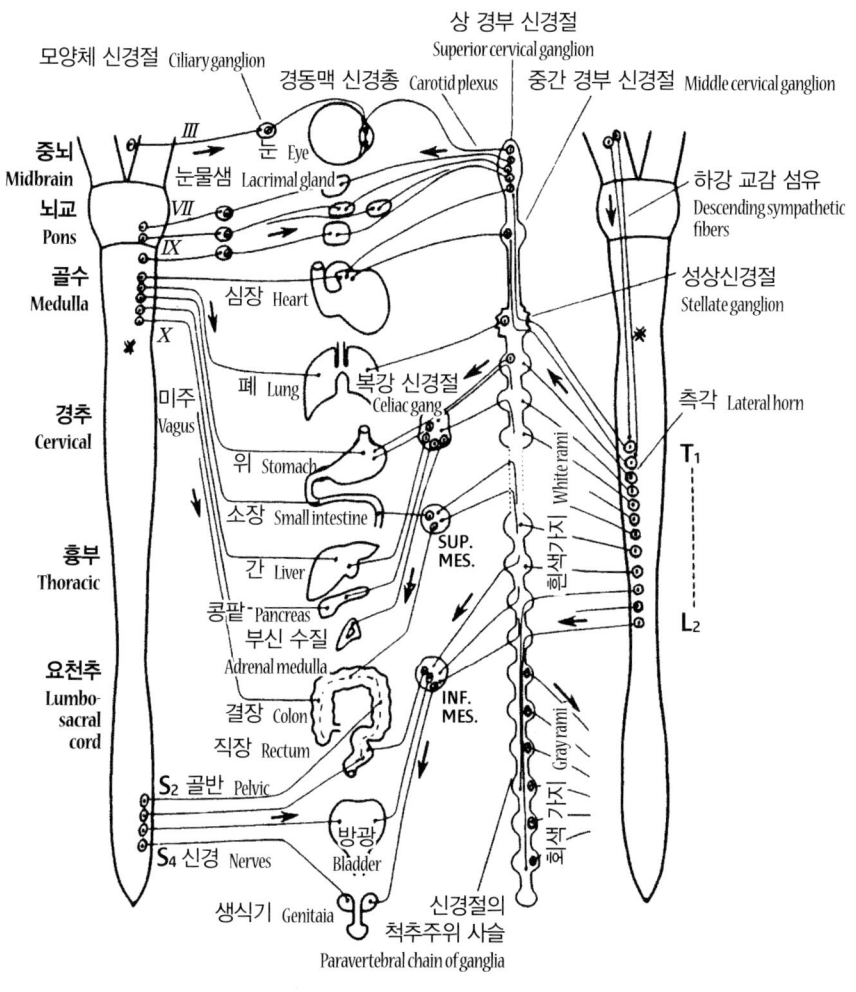

그림 13.4 자율신경계

대체로 요가의 점진적인 상승 단계는 점진적인 부교감신경계의 지배력 강화를 나타낸다. 교감신경 모드의 주의를 산만하게 하고 에너지를 낭비하는 불안이 억제됨으로써 의식이 자유롭게 되고 투쟁 도피 반응으로 인한 '시끄럽고 집중을 못하는 마음가짐(monkey of the mind)' 경보에서 벗어나게 된다.

이러한 교감신경 기능 정복은 하타 요가 수준의 훈련을 통해 확실해진다. 신경근육계를 완전하고 자발적으로 통제한다는 것은 교감신경계의 지배로 인해 자동적으로 발생하는 긴장된 근육의 흥분된 긴장도를 극복한다는 것을 의미한다. 하타 수행자가 달성한 인상적인 유연성과 신체 조절 이면에는 의지대로 근육을 수축하고 의지대로 완전히 이완시키는 법을 배웠다는 단순한 사실이 있다. 이것은 더 느리고 리드미컬한 뇌파와 더 평온한 마음을 유발하는 부교감신경 상태를 유지하는 능력이다.

이렇게 부교감신경의 지배가 강화된 또 다른 예는 호흡을 훈련하는 프라나야마에서 발생한다. 프라나야마 운동을 하면 호흡 역학의 자발적 통제를 강화할 수 있다. 공기가 영양과 함께 생명과 모든 신진대사 과정의 주요 유지 요소임을 고려할 때 호흡의 완전한 통제가 전체 중추신경계에 가장 심오한 영향을 미친다는 것을 확신할 수 있다.

이것의 한 가지 측면을 언급하자면, 깊은 횡격막 호흡은 심장 기능의 교감신경 지배를 극복하고 심박수와 혈압을 떨어뜨리고 흡기 동안 약간 가속되고 호기 동안 느려지는 부드러운 상하의 리듬을 생성한다. 이 평온하고 건강한 심장 박동은 횡격막 호흡이 혈류에 더 많은 산소를 공급하기 때문에 발생한다. 또한, 상하의 심장 리듬은 전체 심장혈관계를 통해 지속적으로 다양한 압력을 전달하여 유연하게 유지한다.

횡격막으로 깊숙이 숨을 들이마실 수 있으면 부교감신경계가 유지 및 개선되는 효과를 거둘 수 있다. 그것만으로도 충분하다. 그러나 평온함과 더 큰 편안함을 경험한다는 사실을 고려할 때 이 건강한 소매틱 상태가 더 높은 의식에 대한 요가 욕구에 어떻게 들어맞는지 알 수 있다.

소매틱 요가에서는 수행과 관련된 해부학과 생리학이 중요하다. 이 장의 내용을 요가 수행을 할 때 기억할 수 있길 권장한다.

제5부
소매틱 요가의 정신적 측면

14
소매틱 요가, 변화된 의식 상태, 쿤달리니 경험

이러한 세 가지, 즉 집중, 명상, 몰입이 하나의 주제에 관련될 때 이를 삼야마라고 한다.
삼야마를 마스터하면 지식의 빛이 생성된다.

Patanjali

나의 요가는 상당히 규칙적이고 우아한 상태를 취하기 시작했다. 원하는 대로 요가를 즐겁게 수행하고 있다. 요가는 나의 일상 활동을 개선하고 있으며 나의 의식과 진동에 미치는 요가의 영향을 느끼고 있다. 요가를 수행하기 전에는 중심을 찾지 못했던 상황에서 지금은 중심을 찾은 느낌이 든다.
나는 지구력 강화, 특히 신체 인식 개선과 다른 사람들에 대한 감수성 강화 등을 느낀다.

요가 학생

환경 자극이나 내부 자극의 강도가 증가하거나 감소하면 신경계가 반응한다. 우리는 변경된 의식 상태(ASC)라고 불리는 변경된 신경계 상태로 들어간다(Tart, 1975). Arnold M. Ludwig(1975, p. 12)는 변경된 의식 상태(ASC)를 '개인 자신(또는 개인의 객관적 관찰자)에 의해 주관적으로 인식될 수 있는 다양한 생리적, 심리적 또는 약리학적 조작이나 작용제에 의해 유발되는 모든 정신 상태(들)이며, 이는 경계하고 깨어있는 의식 동안 해당 개인에 대한 특정 일반 규

범으로부터 주관적 경험이나 심리적 기능이 크게 벗어남을 나타내는 것'이라고 정의했다. 이 변화는 내부 감각이나 정신 과정에 대한 더 큰 인식, 사고의 질 변화, 현실 검증의 어려움 등을 그 특징으로 할 수 있다.

ASC는 움직임, 감각 입력, 감정 표현 또는 인지 과정의 정상적인 흐름을 변경함으로써 생성할 수 있다. 사람의 적응 수준보다 높거나 낮게 자극의 적응 수준을 변경하면 반응이 있을 것이다.

Ludwig는 ASC를 유도하는 변수의 범주를 나열했다. 여기에는 'A. 외수용성 자극 및 운동 활동의 감소, B. 외수용성 자극 및 운동 활동 또는 감정의 증가, C. 경계 또는 정신적 관여의 증가, D. 중요한 기능의 경계 또는 이완의 감소'(1975, p. 12) 등이 포함된다.

요가 수행에서는 감각 입력을 줄임으로써 첫 번째 범주인 '외부수용성 자극 및 운동 활동의 감소'를 활용한다. 이 범주의 또 다른 특징은 자극의 반복이다. 요가에서는 이를 제공하기 위해 집중력 훈련과 같은 다양한 수단을 사용한다. 다른 하나는 '운동 활동의 급격한 감소'다. 이것의 예는 명상하면서 앉아 있거나 오랜 시간 동안 자세를 유지하는 것이다.

두 번째 범주('외수용성 자극 및 운동 활동 또는 감정의 증가')는 요가 환경에서 때때로 음악에 따라 행해지는 장시간의 노래 및 춤과 유사한 다른 움직임의 사용에서 볼 수 있다. 경계(정신적 관여) 증가는 장시간의 명상과 노래 후에 올 수 있다. 경계 감소는 삼매 경험이 발생하는 수동적 명상에서 비롯될 수 있다.

심신 요인의 존재는 요가 수행에 의해 생성된 ASC에 기여할 수 있다. 산소 존재에 차이가 있을 때, 몸의 생화학에 그리고 아마도 엔돌핀(뇌의 내인성 모르핀 유사 화학물질)의 생성에 변화가 발생할 때 신경 기능의 변화가 발생한다.

 Ludwig(1975, pp. 15~17)이 제시한 ASC의 일반적인 특성은 생각의 변화, 불안정한 시간 감각, 제어 상실, 감정 표현의 변화, 신체 이미지 변화, 지각 왜곡, 의미 또는 중요성의 변화, 형언할 수 없는 것의 감각, 회춘의 감정, 과잉 피암시성 등이다. ASC의 이러한 특성이 요가 경험과 어떤 관련이 있는지 살펴보자.

생각의 변화
예를 들면 집중력, 기억력, 판단력의 변화가 여기에 포함된다. 인과 관계에 대한 확신이 더 떨어질 수 있다. 역설적인 개념을 더 쉽게 품을 수 있다.

시간 감각
시간 감각이 바뀔 수 있다. 시간이 왜곡되어 더 빠르거나 느리게 가는 것처럼 보일 수 있다. "지금"을 영원한 것으로 경험할 수 있다. 이러한 시간 왜곡은 일반적으로 일시적인 경험이다.

제어 상실
ASC에서 제어 상실은 행동적, 정서적 또는 인지적일 수 있다. 역효과가 날 수도 있다. 때때로 사람은 깊은 명상의 경험에 몰입하는 데 어려움을 겪을 수 있다. 어떻게 이런 일이 발생할까? '자아 수다(ego chatter)'가 많을 수 있다. 자아 수다에는 마음을 비우려고 노력하는 동안 끊임없이 마음에 들어오는 많은 관련 없는 생각이 포함된다.

감정 표현

요가 수행을 통해 감정 표현의 변화를 경험하게 될 것이다. 강렬한 행복, 모든 인류와 자연에 대한 강렬한 사랑, 아마도 강렬하고 즐거운 슬픔과 같은 감정을 느낄 수 있다. 때때로 인간의 감정에서 다소 유리된 느낌을 받을 수 있다. 인간의 사건은 초월적인 특성을 띨 수 있다. 또한 우주적 유머에 감동을 느낄 수도 있다.

신체 이미지

Ludwig는 신체 이미지 변화의 느낌을 나열했다. 요가 수행을 하면 평소보다 몸이 덜 무겁다는 것을 느낄 수 있다. 더 가볍게 느껴질 수 있다. 신체적 경계가 흐려져 우주와 하나됨을 느낄 수 있다. 따끔거림이나 저림과 같은 여러 가지 비정상적인 신체 감각을 느낄 수 있다.

지각

Ludwig는 지각 왜곡의 범주를 나열했다. 지각 왜곡은 감각 착각이다. 외부 소스가 없는 소리나 빛과 같은 감각 착각을 경험할 수 있다. 공감각을 경험할 수도 있다. 감각 혼합인 공감각은 다른 감각을 통해 감각 입력을 경험하는 경향이다. 시각적 이미지를 볼 수 있을 뿐만 아니라 이미지를 들을 수도 있으며 그 반대의 경우도 마찬가지다.

의미

요가 수행을 통해 Ludwig가 의미의 강화 또는 경험의 중요성으로 분류한 것을 경험할 수 있다. 평범한 경험이 의를 갖게 된다는 것을 알게 될 것이다. 삶이 우주적 의미에서 깊은 의미가 있다는 것을 발견할 수 있다.

형언할 수 없는 것

형언할 수 없는 것의 감각 분류는 말로 전달할 수 없는 경험을 말한다. 주로 비 언어적인 경험인 요가에는 확실히 말로 표현할 수 없는 많은 것이 포함되어 있다. 무한자(the Infinite)와 동일시하는 것처럼 보이는 것을 경험한다면, 이러한 경험이 바로 말로 표현할 수 없는 것이다.

회춘

요가 경험은 회춘 느낌, 즉 삶의 일과 자신 및 다른 사람에 대한 새로운 흥분의 느낌을 유발할 수 있다.

과잉 암시성

ASC의 일부인 과잉 암시성 상태는 요가 경험의 특징이기도 하다. 명상자들 사이 서로에 대한 그리고 지도자나 구루에 대한 이런 종류의 반응은 고양된 의식 단계의 일부다. 과잉 암시성 때문에, Mishra가 명상 후 암시라고 부른 것을, 즉 다음 발전의 일부인 태도나 행동의 암시를 스스로에게 제공하는 것이 유용하다. 다른 사람이 제공한 암시를 따를 때에는 상식을 잘 활용하는 것도 중요하다.

Ludwig(1975)가 열거한 ASC를 긍정적으로 사용하는 것에는 (1) 치유, (2) 새로운 지식이나 경험의 길, (3) 사회적 기능 등이 포함된다. 요가에 비추어 이러한 용도를 살펴볼 경우 수세기 동안 ASC가 치유제로 여겨져 왔다는 것을 알 수 있다. 명상 중과 명상 후에 사람이 깨달은 통찰력으로부터 새로운 지식의 길을 볼 수 있다. 또 발견되는 것은 자신이 가치 있게 여기는 지식의 원천(사람, 사물, 상황)에 대해 삼야마를 수행할 때 사용 가능한 지식이 확장된다는 것이다. 요가의 사회적 기능은 그

것이 인도에서 사회적으로 ASC를 경험할 수 있는 가능성을 제공했다는 것이다. 서구에서는 ASC가 많은 사람들에게 의식을 안전하게 변경하는 길이 되었다. 그것은 다른 사람들과의 관계를 확장하고 사회적 교류를 촉진한다.

환경 및 내부 자극 수준은 지속적으로 그 강도가 변한다. 이러한 변화는 때때로 일주기 리듬과 같은 자연적인 변동성을 반영한다. '일주기'는 라틴어 'circa'에서 유래했다. 'Circa'는 '대략적인' 또는 '약'을 의미하고 'dia'는 하루를 가리킨다. 이들은 생물학적 유기체가 24시간 동안 경험하는 생물학적 변화다. 일부 변화는 자신의 행동이나 자신을 둘러싼 타인에 의해 생성된 것과 같이 유발 변화다. 그러한 자극이 변함에 따라 자극에 대한 반응을 통해 신경계 활동이 변한다. 신경계 활동의 변화와 함께 의식 수준이 변한다. 그 시점을 변경된 의식 상태라고 할 수 있다.

변화된 의식 상태에 있을 때에는 다른 상황에서 예상할 수 있는 것과 다른 지각, 시간 감각, 생리적 감각 및 감정의 변화로 인해 그것을 알 수 있다. 의식의 변화된 상태를 예고하는 것은 경험에 대한 지각이다.

의식을 바꾸는 다양한 수단이 있다. 이들 중 일부는 고속도로 최면(반수면 상태), 수면, 꿈과 같이 자연스럽고 일부는 음주, 단식 등과 같이 우리가 의도적으로 취하는 행동에 의해 유발된다.

요가는 의식을 바꾸는 훌륭한 방법 중 하나다. 요가는 정신생리학적 상태를 변화시키고 이어서 개인의 지각적 경험을 변화시켜 의식을 바꾼다. 한때 요가로 인한 의식의 변화는 영구적인 것으로 여겨졌지만 사실이 아니다. 요가 수행을 꾸준히 하는 한 변화를 경험하게 될 것이다. 수행을 중단하면 몸이 점차 경직과 긴장이라는 원래 상태로 돌아가고 요가 방식으로 세계를 경험하지 않게 될 것이다. 수행을 재개하면 비교적 짧은 시간에 이전에 달성한 상태를 회복하게 될 것이다.

요가를 장기간 수행하면 신체는 에너지를 더 쉽게 전달할 수 있는 시스템 또는 에너지처럼 느껴지는 시스템으로 몸을 변환하는 연금술 과정을 거치는 것 같다. 이때 일부 개인은 사용 가능한 에너지가 증가하는 것을 경험한다. 저장된 에너지의 이러한 활성화가 인도에서는 쿤달리니의 에너지로 간주되었다.

쿤달리니(똬리를 튼 뱀의 힘)는 척추 기저부에 휴면 상태로 있다고 한다. 깨어나면 그것은 차크라(서양 생리학의 신경총에 해당하는 에너지 소용돌이)를 통해 척추나 수슘나(sushumna) 영역을 기어올라 제3의 눈 영역(눈썹 사이 이마 중앙) 또는 샤크티(Shakti) 위치로 향하는 것 같다. 그곳에서 샤크티와 시바(Shiva)가 결혼한다고 한다. 그것이 인성 과정의 완성이다. 일부 요가에서는 인식 과정을 촉진하기 위해 쿤달리니를 다소간 직접적으로 자극해야 한다. 다른 요가들 가운데 라자에서는 그것이 요가 수행의 간접적인 결과로서 자연스럽게 발생할 것을 요구한다.

쿤달리니가 수슘나로 올라갈 때 차크라(에너지 소용돌이)가 열린다고 한다. 차크라가 열리면 해당 수준과 관련된 능력에 더 쉽게 접근할 수 있다는 느낌이 든다.

차크라

서양 사상가들은 차크라를 신경총, 신경교, 땀샘과 연관시킨다. 동양 사상가들은 이를 잠재적인 에너지원으로 생각한다. 자아초월적 존재 에너지는 영적 잠재력을 실현하는 데 필요하다(Chaudhuri, 1975). 그러나 차크라는 생리학적 시스템과 관련이 있다.

근원적 중심(척추 기저부에 위치한 첫 번째 차크라)을 여는 것은 '자아 중심에서 우주 중심 또는 존재 중심 초점으로 의식을 전환하는 것'을 의미한다(Chaudhuri, 1975). 근원적 중심은 물질 세계와 관련이 있다. 어떤 사람들은 그것을 항문 부위의 천골 신경총과 연관시켰고, 다른 사람들은 생식기와 항문 중간에 있는 천미 신경총과 연관시켰다.

본능적 중심(두 번째 차크라)은 전립선 또는 상복부 신경총과 관련이 있다. 이것은 신경총과 관련이 있을 뿐만 아니라 생식선과도 관련이 있다. 쿤달리니가 이 중심에 도달하면 성적 에너지가 급증한다. 여기서 사람은 생활 에너지로서 존재를 경험하고 초월적 상태를 경험한다.

세 번째 차크라는 '더 높은 야망과 권력에 대한 의지의 중심이다.' 어떤 사람은 배꼽 중심(navel center)이 태양 신경총과 관련이 있다고 생각하고 다른 사람은 요추 신경총과 관련이 있다고 생각한다. 몸의 중심인 배꼽 중심은 부신과 관련이 있다. 이것은 또한 권력 의지의 힘을 느끼고 그것과 동일시할 수 있기 때문에 위험한 수준이기도 하다.

네 번째 차크라는 '영혼 또는 심령 존재의 중심'이다. 그것은 비 이기적인 사랑의 자리다. 그것은 더 높은 가치를 지닌 감각의 자리다. 여기서 사람은 영적인 사랑을 경험한다. 이것은 조건 없는 사랑이다. 그것은 인간이나 초월자를 향할 수 있다. 그것은 자발적이고 본질적으로 즐거운 상태다. 이 상태에서 nad 소리도 들린다. 이 소리-구체(spheres)의 음악-은 창조 초기에 존재했었다고 한다. 그것은 원음이다. 그것은 더 높은 참나, 즉 자기의 행동을 관찰하는 자기의 일부와 동일시되었다. 그것은 심장 신경총과 흉선과 관련이 있다.

다섯 번째 차크라는 '사물을 그 고유성 또는 실재성 그대로 순수하고 독특하게 의식하는 중심이다.' 그것은 목 차크라다. 그것은 인두 또는 후두 신경총 및 갑상선과 관련이 있다. 그것은 집중력, 강렬한 자기 투영,

직관을 촉진한다.

여섯 번째 차크라는 '지혜 중심 또는 신성한 명령 중심 또는 철학적 지식의 세 번째 눈'이다. 그것은 해면 신경총과 관련이 있다. 기본적인 빛 감지 기관으로서 이것은 솔방울샘과 관련이 있다. 어떤 사람들은 그 것을 뇌하수체 또는 소뇌와 연관시킨다. 영적 깨달음의 중심인 그것은 그 자체만의 권위가 있다. 그것은 자기실현의 힘이 있다. '제3의 눈을 뜨면' 어떻게 될까? 그것을 뜨면 극기를 성취할 수 있다. 사람은 변형되어 더 높은 참나의 무조건적인 명령을 경험한다. 그것은 자기 운명의 명령이며, 자유롭게 선택한 삶의 사명이다.

크라운(정수리) 중심으로 가장 높은 중심인 일곱 번째 차크라는 천 개의 꽃잎을 가진 연이라고 불린다. '그것은 진정한 초월의식의 중심이다. 그것은 두개골 또는 상부 뇌와 관련이 있다.' 그것은 또한 뇌하수체와도 관련이 있다. '이 수준의 의식에 도달하면 깨닫고 통합된 의식의 힘을 전달함으로써 사람들을 치유하고 온전하게 만드는 엄청난 힘을 얻게 된다. 그것은 비시간적 존재와의 하나되는 경험이다'(Chaudhuri, 1975).

제3의 눈을 뜨다

제3의 눈은 이마 중앙에 위치한다고 한다. 그것은 삼각형 모양이다. 그것은 영원한 지식을 나타낸다. 요가 수행자들은 그것을 생리적 위치뿐만 아니라 정신적 차크라로도 간주한다. 일반적으로 그것은 부분적으로만 기능한다고 한다. 그 기능은 깨어날 때까지 기다린다. 우리가 더 많이 배울수록 그것은 더 완벽하게 작동하게 된다. 요가(그것을 깨우기 위해 고안된 수행)를 통해 그것은 완벽하게 기능하기 시작할 수 있다. 이 차크라를 깨우는 것을 제3의 눈을 뜨는 것이라고 한다. 이것은 해부학적 눈이 아니다. 진화 수준이 다른 일부 동물은 솔방울샘과 연결된 제3의 눈을 갖고 있다. 그러한 동물의 경우 머리 꼭대기에 빛에 민감한 영역이 있는 것처럼 이 영역도 솔방울샘에 정보를 제공한다. 인간의 경우 제3의 눈은 요가 수행자들에 의해 눈이라고 불린다. 우리는 그 지각을 통해 우리 자신과 우리 주변 세계의 진정한 본성을 알 수 있다. 제3의 눈을 뜨려면 해부학, 생리학, 요가 심리학을 알아야 한다.

제3의 눈을 뜨기 위한 단계는 다음과 같다. 1) 자세를 편안하게 한다. 2) 마음을 비운다. 3) 몸이 놓여 있는 에너지의 바다를 인식한다. 4) 프라티야하라를 수행한다(몸에서 에너지를 빼내 제3의 눈 부위에 놓는다. 그 위치에서 삼야마를 수행한다. 나드 소리를 경청한다). 5) 몸을 망각할 때까지 이 상태를 유지한다. 이렇게 하면 지고의 의식(supreme consciousness)과 동일시되기 시작할 것이다. 이 시점에서 최고의 직관력과 관통하는 의지력을 경험하게 될 것이다. 각 경험을 할 때마다 최대한 많이 이것을 반복 수행한다.

쿤달리니 인식 상태에 있는 사람이 보고한 경험 중 일부는 psi를 연상시킨다. 다음 장의 주제는 소매틱 요가와 정신적 경험의 관계다.

15
소매틱 요가와 Psi

초자연적 능력(psychic power)은 태어날 때부터 또는 약물을 통해 또는 말의 힘으로 또는 금욕의 수행으로 또는 집중을 통해 얻을 수 있다.

Patanjali

내 요가는 느슨하고 일견 불연속적이다. 나는 때로는 잠들고 때로는 깨어 있고 꿈을 꾸고 '정상적으로' 지각하는 경험을 하며, 내 요가는 잠재의식을 의식에 연결해주는 실과 같은 것이다. 요가는 느리지만 내가 둘 사이 경계가 불분명한 공간에서 점점 더 많은 맥락을 파악할 수 있다는 점에서 기하급수적으로 성장하고 있으며 그들은 계속해서 서로 밀접하게 관련되어 있고 서로를 튼튼하게 해준다. 요가는 느긋하고 지속적이며 나를 사로잡는다.

요가 학생

변화된 의식 상태는 psi 전도성 의식 상태인 것으로 밝혀졌다. 이것이 의미하는 바는 일반적인 의식 상태 동안보다 ASC 동안에 psi를 연상시키는 경험을 할 가능성이 더 높다는 것이다. 소매틱 요가 수행에서는 변화된 의식 상태의 경험을 장려한다. 이전 장에서 논의한 바와 같이 요가를 수행하면 정신 생리학적 상태가 바뀐다. 따라서 개인의 신경계가 영향을 받는다. 명상을 하면 뇌파가 알파(8~12Hz)로, 때로는 세타(4~7Hz)로 자주 이동한다. 알파 및 세타와 psi 사이에는 상관관계가 있다는 증거가 몇몇 있다.

Psi는 일반적으로 심령 능력을 나타내는 데 사용되는 용어다. psi에는 텔레파시, 신통력, 예지력 및 염력 등 네 가지 범주가 있다. 신비한 현상인 텔레파시란 알려진 정보 전달 채널 없이 정보가 전달되는 것을 말한다. 신통력이란 인간 중개자의 도움 없이 상황이나 사물에 대해 아는 것을 가리킨다. 즉, 정보에 대해 아는 사람이 없으므로 어느 누구도 정보를 텔레파시로 제공할 수 없는 것이다. 진정한 예지력(미래의 사건이 일어나기 전에 미리 아는 것)으로 인정 받기 위해서는 어떤 지식이 일상적인 수단으로 획득되지 않았다는 증거가 있어야 한다. 염력은 다른 종류의 능력이나 경향이다. 그것은 물질적인 물건이나 사건에 손대지 않고 영향을 가하는 것을 말한다.

psi의 실제를 설명하려는 이론을 살펴보는 몇 가지 방법이 있다. Lawrence LeShan은 그의 저서 〈Toward a General Theory of the Paranormal(1969)〉과 〈The Medium, the Mystic, and the Physicists(1973)〉에서 그에 대해 깔끔하게 설명했다. 그는 두 가지 접근법을 사용하여 그것을 분류했다. 한 가지 접근법은 공간을 통한 에너지 또는 정보 전달과 관련이 있다. 다른 하나는 의식의 장을 병합하는 것과 관련이 있다. 후자의 경우 병합된 장이 통합되었기 때문에 그들 사이에서 정보가 즉각적으로 전달되었다. 후자는 삼매의 통일 경험을 연상시킨다.

요가 수행에는 또 다른 중요한 측면이 있다. 요가가 비언어적이며 특히 몸을 다룬다는 사실은 우반구 지배로의 이동을 나타낸다. 연구에 따르면 뇌의 우반구는 무의식적이고 직관적인 지각과 관련될 가능성이 있다고 한다. 무의식은 psi의 왕도라고 불리어 왔다.

요가에서는 초자연적인 능력에 초점을 맞추지 않는 것이 중요하다고 여겨져 왔다. 초자연적인 능력은 발전의 일부로 사용되어야 한다. psi

표1 완전한 명상으로 생성되는 힘

1. 과거와 미래에 대한 지식
2. 모든 생물이 내는 소리에 대한 이해
3. 전생에 대한 지식
4. 다른 사람들이 어떻게 생각하는지 알기
5. 사망에 대한 사전 지식
6. 다양한 종류의 힘 획득
7. 작은 것, 숨겨진 것, 멀리 있는 것에 대한 지각
8. 다른 거주 지역에 대한 지식
9. 별과 별의 움직임에 대한 지식
10. 신체 내부에 대한 지식
11. 배고픔과 갈증 조절
12. 꾸준함
13. 자신의 내면의 빛으로 숙련자 보기
14. 타인의 몸에 들어가는 것
15. 가벼움과 공중부양
16. 영리함
17. 물질적 요소의 통제
18. 감각의 통제
19. 몸의 완성
20. 몸의 순발력과 여덟 개의 힘(八力)
    (1) 미세: 마음대로 원자만큼 작게 하기
    (2) 확장: 마음대로 크기 늘리기
    (3) 가벼움: 마음대로 중력을 중화하기
    (4) 도달: 무엇이든 얻거나 마음대로 임의의 장소에 도달하기
    (5) 획득: 마음대로 소원이 이루어지도록 하기
    (6) 주권: 마음대로 자연의 에너지를 제어하기
    (7) 자제: 자기 명령과 마음대로 영향을 받지 않는 자유
    (8) 욕망 통제: 마음대로 모든 욕망을 멈추기

출처: 어니스트 우드(Ernest Wood)의 〈Yoga〉, Penguin Books Ltd., 1962, p78~79.

현상의 단계는 깨달음 단계 바로 아래에 있는 것처럼 보이기 때문에 걸려들 수 있는 함정으로 간주된다. 초자연적인 현상에 마음을 빼앗길 경우 더 높은 목표에 도달하지 못할 수도 있다.

인도에서는 초자연적인 능력을 가진 사람들에 대한 주장이 많다. 요가가 그러한 능력, 지각, 경향을 개발하는 데 사용될 수 있다는 주장이 많다. 평범한 사람에게는 약간의 정신적 발달은 도움이 될 수 있지만 너무 지나치면 도움이 안될 수도 있다. 그것이 어떻게 도움이 될 수 있는지는 공감 능력의 증가, 꿈의 예지적 측면에 대한 일부 감각, 이해 증진을 위한 타인의 생각에 대한 일부 텔레파시적 감각과 같은 예에서 볼 수 있다(표 1 참조).

요가 경험은 psi 전도성 상태를 만든다. 정신적 경험은 자동적이지는 않지만 발생할 가능성이 크다. 지속적인 요가 수행 기간 동안 정신적 경험을 더 많이 경험할 수 있다고 말할 수 있다. 요가를 하지 않는 동안보다 요가를 하는 동안의 경험이 psi를 연상시킬 것이다. 가정할 수 있는 것은 그것이 경험의 산물이라는 것이다. 요가는 일반적인 정신생리학적 상태보다 psi가 더 가능성이 있는 정신생리학적 상태를 만드는 것 같다.

요가 연습을 통해 psi 경험은 예지 또는 텔레파시 형태로 나타날 수 있다. 생생하게 의식할 경우 다른 사람들의 텔레파시 이해를 경험할 가능성이 크다. 자신의 활동, 자아, 미래에 대한 번뜩이는 통찰력을 자주 경험할 것이다. 일반적으로 이용할 수 있는 정보의 범위를 넘어서는 명상적인 이해를 경험할 수도 있다.

요가 수행자들이 전통적으로 보고한 초자연적 능력에는 다른 몸으로 들어가는 것, 텔레파시, 자신의 의지에 따라 행동하는 것, 신통력, 투청력, 전지, 광채, 마음대로 시야에서 사라지는 것 등이 포함된다. 다른 사람의 몸으로 들어가는 기적적인 능력은 초기 인디언이 인간의 몸에 대한 이해가 그토록 발달한 이유의 일부라고 한다. 신통력(명확하게 보는 것)는 인간의 중재 없이 멀리 있는 물체나 상황을 알 수 있는 능력이다. 투청력은 멀리서 듣는 것을 말한다. 전지는 경계가 없는 지식으로 모든 지식을 의미한다. 광채는 빛을 발하는 경향이다. 이것은 요가 수행자들이 보고하는 특정 정신 생리학적 상태, 특히 무아지경에서 발생한다. 마음대로 시야에서 사라지는 능력은 보는 사람의 지각을 바꾸는 방식으로 자신의 몸과 물질을 다루는 능력이다. 그리고 다른 것들도 있다.

요가 발달의 자연스러운 부분으로 psi를 사용할 수 있다. 요가를 여러분이 합일 상태에서 세상과 관련 있게 하는 데 도움이 되도록 함으로써 일반적인 분리감을 경험하지 않아도 된다. 통찰력을 지침으로 사용할 수 있다. 그런 다음 정보는 그 적절성을 검증 받기 위해 비판적인 마음가짐 하에서 검토된다. Psi는 자신에게 맞는 경로에 있는지 알려주는 단서로 사용할 수 있다.

Patanjali가 쓴 〈Yoga Sutras〉에서는 초자연적 능력을 개발하는 주요 방법이 삼야마 과정을 통해서이다. 삼야마의 과정은 (1) 관심 물체나 사람에 대한 주의 집중, (2) 명상을 하거나 또는 명상 표적과 루프에 들어가는 것, (3) 일정 기간 동안 명상 대상과의 합일 등 세 가지 부분으로 구성된다. 명상 표적과 하나가 될 때 그것과 섞일 뿐만 아니라 그것과 지식을 공유할 수도 있다. 합일 상태를 떠날 때 하나였던 기억을 간직한다. "사람은 사물의 가장 깊은 원인을 알고 지혜의 위대한 빛에 도달한다."

초감각적 지각은 집중 연습의 결과물이다. 요가를 수행하면 일반적인 임계값 위아래로 감각 입력을 지각할 수 있다. Mishra(1959)는 요가의 한 가지 목표는 모든 감각 입력을 검사하는 것이라고 했다. 즉, 모든 감각의 영향을 지각 수준까지 끌어올려야 한다. 감각의 해부학과 생리학을 아는 것이 중요하다. 집중 연습을 통해 지각 범위를 확장할 수 있다. 지각 범위를 확장하면 확장된 현실을 더 많이 경험할 수 있을 것이다.

초감각적 지각은 감각의 기능이 아니라 의식의 기능이다. 요가의 초감각적 경험은 사람의 발달에 기여한다.

Mishra(1959)는 초감각 지각을 발달시키기 위해서는 미묘한 진동 소리인 나담을 명상하는 것이 중요하다고 했다. 이와 함께 적절한 표적에 대한 트라타캄(집중 훈련)을 수행할 것이다. Mishra는 초자연적인 힘이 (1) 출생, (2) 화학적 수단, (3) 만트라 및 연구, (4) 자기 훈련과 자아 제거, (5) 삼매와 집중 등의 방식으로 획득된다고 생각했다. 이러한 방법을 그는 다음과 같이 설명했다. 일부 개인과 가족은 유전적으로 정신적 감수성 경향이 있는 것으로 보인다. 즉, 환경이 허용하는 특정한 사람들은 태어날 때부터 그러한 경험을 할 가능성 더 높은 것 같다. '화학적 수단'은 초자연적인 경험을 연상시키는 지각을 생성하는 것으로 보고된 특정 약물(마리화나 및 LSD)을 가리킨다. 만트라 반복의 커다란 신봉자인 Mishra는 '만트라와 연구'가 신경계에 미치는 반복의 영향을 가리킨다고 말했다. 고전적인 요가 문헌 연구를 통한 지식 증가가 경험 개방성에 미치는 영향도 알 수 있다. '자기 훈련과 자아 제거'를 통해 자아를 통제하고 직접적인 지식과 분리시키는 자아 경계를 제거할 수 있다. '삼매와 집중'은 통일 경험과 그것에 이르는 집중을 가리킨다. 처음 네 가지 접근법은 2차적 및 일시적인 것으로 간주되고 다섯 번째 접근법은 1차적 및 영구적인 것으로 간주된다.

현대 초심리학의 관점에서 요가의 자발적 psi의 주장을 살펴보면 우리가 어떻게 이해하는지 알 수 있다. Psi를 연상시키는 자발적인 사건을 경험할 수 있지만, 초심리학자들은 정보가 비정신적 수단을 통해 전달될 수 있는 여러 가지 방법을 고려하는 통제된 연구를 수행하려고 노력 중이다.

1934년에 J. B. Rhine은 〈초감각적 지각〉라는 논문을 발표했다. 이것은 1927년에 시작된 듀크 대학에서의 실험을 요약한 것으로 초기의 초심리학적 연구보다 훨씬 더 체계적이었다. 여느 연구 전통과 마찬가지로 그의 연구는 진행되면서 더욱 엄격해졌다. 다른 연구자들의 비판으로 인해 그의 통제 강화 가능성이 제기되었다. 초심리학은 ESP 및 PK와 관련된 과학의 한 분야다. ESP는 초감각적 지각, 즉 우리의 일상적 감각을 초월한 지각이다. PK(염력)는 환경과의 행동적 또는 개인적 교환이다. PK는 효과를 거두기 위해 감각운동계를 사용하지 않는다.

초감각적 지각은 일반적으로 세 가지 능력을 수반하는 것으로 여겨진다. 이러한 능력은 텔레파시(통상의 감각 채널을 벗어나서 마음에서 마음으로의 소통), 신통력(멀리서 상황을 지각하지만 상황을 지각할 수 있는 마음을 통해서 하는 것이 아님), 예지력(미래의 어떤 사건에 대한 선견지명) 등이다. 이러한 세 가지가 별개의 과정인지 아니면 서로 관련된 것인지에 대해서는 연구자들 사이에 약간의 논쟁이 있다. 예지력은 합의에 의하여 인정된 시간 개념에서 매우 벗어나는 것이지만 표적이 아직 선정되지 않았기 때문에 연구하기가 더 쉽다. 따라서 이것은 명백한 정보 유출의 염려가 더욱 없다.

초심리학적 연구에서는 사건에 대한 설명으로 우연적 요인을 배제할 필요가 있다. Carl Jung은 동시성(synchronicity, 1952) 개념, 즉 인과적 연결 원리를 갖는 인과적으로 의미 있는 일치 개념을 제시했다. 우연의 일치가 동시성으로 인정되어야 한다면 두 사건과 관찰자가 합쳐져야 한다. 관찰자는 연결의 의미를 경험하도록 돕는다.

초자연적인 연구에서는 결과가 통계적으로 유의미하고 우연히 발생할 리가 없었을 것임을 확인하려는 시도가 있다. 결과가 우연히 발생할 리가 없었을 것임을 보장하기 위해 초심리학자들은 심리학 연구의 다른 영역에서 사용되는 것보다 훨씬 더 엄격한 유의 수준(.001 유의 수준)을 사용한다. 이것은 결과가 1,000번 중 한 번만 우연히 발생했었을 것임을 의미한다.

ESP는 '알려진 정보 수단을 사용하지 않고 사건에 대해 얻은 정보'로 정의되었다. 실험실 연구에서 ESP를 증명하려면 가능한 모든 정보 누출을 통제해야 한다. 요가 경험과 같은 자발적 psi 사건에서는 알려진 수단을 통해 가능한 정보가 있는지 여부를 판단하는 것이 때때로 어렵다.

초심리학 연구에서 'psi 전도성 의식 상태'라는 용어는 특별한 의식 상태, 일반적으로 정신적 경험이 발생할 가능성이 더 높은 변경된 상태를 나타내는 데 사용되었다.

초심리학에서 필드 의식(field consciousness, FC)이라는 용어는 자아 경계의 확대를 경험하는 사람을 설명하는 데 사용되었다. 확장된 자아 감각을 통해 환경은 자아 감각과 합쳐지는 것처럼 보일 수 있다. 이것은 삼매 경험을 연상시킨다.

Psi 히팅(Psi-hitting)은 초자연적인 연구 중에 의도한 표적을 정확하게 추측할 수 있는 상황이다. Psi 미싱(psi-missing)에서 때때로 psi 능력이 무의식적으로 표적을 피하는 것을 볼 수 있다. 그것이 보여주는 것은 표적이 무엇인지 감지하고 무의식적으로 의도적으로 피하는 영리함이다. psi-hitting과 psi-missing은 모두 psi의 존재를 나타낸다.

양-염소 효과는 psi에 대한 믿음이 채점 수준에 영향을 미친다는 관찰을 설명하는 데 사용되는 용어다(Schmeidler, 1974). 믿는 사람들은 우연히 얻을 수 있는 것보다 더 높은 점수를 얻는 경향이 있다. psi를 믿지 않는 사람들은 우연히 얻을 수 있는 것보다 더 낮은 점수를 받는 경향이 있다. 마치 믿지 않는 사람들은 자신이 정답을 선택하지 않을 것이라고 무의식적으로 매우 확신하는 것처럼 보인다.

Psi-매개 도구적 반응(PMIR)은 Rex Stanford(1972)가 개발한 용어로서 유기체(인간 또는 기타)의 요구사항을 충족시키는 데 도움이 되는 이러한 유기체의 반응을 나타낸다. 이러한 반응에서는 ESP 및/또는 PK와 같은 psi 요인의 조합이 필요하다. 그것은 유기체 쪽의 요구사항을 필요로 한다. 유기체는 발생하는 사건을 의도하거나 인식할 필요가 없다. PMIR은 일련의 운 좋은 또는 불행한 사건, 즉 행운 또는 불운을 연속적으로 경험하는 것에 대한 가능한 설명이다. 때때로 사건의 추세, 질적으로 유사한 일련의 상황을 알아차리면 PMIR이 작동할 수 있다. 사건이 발전을 더 진전시키지 않는 것 같으면 명상과 자신에 대한 노력을 통해 추세를 바꿀 수 있다.

요가를 수행한 어떤 사람들은 유체이탈을 경험했다. 이것은 '자아'가 자신의 육체 밖에 있는 것처럼 느끼는 경험이다. Robert Monroe(1971)는 유체이탈에 대한 자신의 개인적인 경험을 설득력 있게 기록했다. 이와 같은 복잡한 경험은 초심리학 연구자에게 매우 흥미로운 일이다.

요가 수행과 명상은 psi 전도성인 것으로 간주되었다. 수행을 할 때 동시적 사건이 더 자주 일어나는 것을 알 수 있다. 요가 수행이 일관적이지 않을 경우, 동시적 사건이 줄어든다. 자신이 다른 사람들의 감정에 더 공감하고 다른 사람들의 생각을 더 많이 의식한다는 것을 깨달을 수 있

211

다. 무슨 일이 일어날지 감지하면 심지어 사건에 대한 더 많은 지식을 가질 수 있다. 꿈은 겉보기에 더 텔레파시적이거나 예지력이 있는 것처럼 보일 수 있다.

요가의 효과 중 하나는 뇌의 원시 영역을 자극하는 것이다. MacLean(1973)은 뇌 안에 (1) 파충류, (2) 포유류, (3) 인간 등 세 가지 진화 수준이 존재한다고 했다. 이것을 '삼위일체 뇌'라고 한다. 모든 수준은 이후 개발 수준과 균형을 이루며 여전히 기능한다. 새로운 영역은 이전 수준을 어느 정도 억제한다. 정신적 지각과 관련된 것은 아마도 뇌의 원시 영역일 것이다. 정신적 지각은 어린이와 동물에게 더 보편적인 것 같다. 피질이 나이가 들면서 더욱 발달함에 따라, 즉 뉴런이 수초화되고 신경 회로에서 시냅스가 연결됨에 따라 더 이상 그런 종류의 정보가 현실로 처리되지 않는다. 더 이상 상상의 놀이 친구가 없다.

요가에서는 더 원시적인 수준의 뇌로 돌아가도록 돕기 위해 여러 가지 방법을 사용한다. 진화하지 않기를 바라는 것은 아니다. 단지 모든 능력과 역량에 접근하기를 원할 뿐이다. 피질 활동이 감소하는 명상, 후각구 자극과 비뇌에 대한 입력을 유발하는 향, 동물을 나타내는 자세, 눈 위치 응시 및 뇌간 입력, 모든 수질을 구동하는 호흡 조절 등은 모두 뇌의 원시 영역을 자극하는 데 기여하는 것으로 보이는 수행이다.

적절하게 사용할 경우 요가 수행의 정신적 부산물은 발달과 해방에 도움이 될 것이다. 프라티야하라와 삼야마의 조합으로 신체 문화가 향상된다. 이 조합으로 감각이 향상된다. 투청력과 신통력은 실제로 가능할 수 있다.

요가 수행의 부산물로 소위 초자연적 경험을 경험하기 시작하면 그러한 경험을 두려워하지 말라. 확장된 세계관이 편안한 세계관이 되도록 그러한 경험에 익숙해져야 한다. 예를 들어, 사랑하는 사람이 죽는 꿈을 꾸면 이것은 괴로움의 원인이 된다. 그러나 삶과 죽음을 우주의 균형의 일부로 본다면 사랑하는 사람의 전환에 대한 예지는 다른 행동과 감정의 원인이 된다. 올바르게 사용하면 psi 경험은 발전에 도움이 될 것이다. 오용하면 요가 발달에 방해가 될 것이다. 잘못 사용하면 물질적 세계, 즉 물질적 소유와 고통의 세계에 훨씬 더 집착하게 될 뿐이다. 심령 능력을 더 많이 사용할 경우 사회에서 균형 잡힌 생활을 위한 규칙으로서 야마와 니야마가 더욱 더 중요해진다. 그러한 야마와 니야마는 새로 찾은 능력을 적절하게 활용하는 데 도움이 되는 지침이 될 수 있다.

발전과 배움으로서의 삶

여러분은 자신의 일생을 발달적 경험으로 바라볼 수 있다. 어린이의 신체적, 정서적, 정신적 발달에 대한 연구에서 이것이 사실임이 분명하다. 최근에야 성인기의 발달 단계를 알게 되었다. D. J. Levinson의 〈Seasons of the Man's Life〉나 R. Gould의 〈Transformations: Growth and Change in Adult Life〉와 같은 책에서는 이러한 성장하는 인식과 지식을 강조한다. 이것은 전체 생애를 여전히 장래성과 창조적 가능성으로 가득 찬 발달 단계로 구성된 것으로 볼 수 있게 해주기 때문에 매우 유용하다. 소매틱 요가는 각 발달 단계를 최대한 활용하는 데 매우 도움이 될 수 있다.

삶의 경험에 직면하는 가장 긍정적인 방법 중 하나는 이러한 경험에 내재된 교훈이다. 가장 쓰라린 경험을 하더라도 성장하고, 배우고, 승리하고, 최대한 활용할 수 있다.

살면서 고통을 받을 때, 우리는 넘어질지 아니면 성장할지 선택할 수 있다. 나는 그것과 함께 성장하는 것을 선호한다. 사건에 대한 학습 경험 접근법을 사용하면, 의식을 유지하면서 손실을 최소화하고 이익을 최대화하도록 선택할 수 있다. 내면의 존재 또는 영혼의 발달에 미치는 경험의 영향을 느낄 수 있다.

내가 읽고, 생각하고, 경험하면서 만난 가장 유용한 개념 중 하나는 '운명적인 일(destiny work)' 또는 '삶의 일(life's work)'이라는 개념이다. 나는 자신의 재능, 기회, 에너지를 이론적으로 '가장 잘 사용하는 것'을 운명 작업이라고 생각한다. 컴퓨터를 사용하여 유전, 환경적 기회 등 개인 자원의 모든 요소를 분석할 수 있다면 평생 동안 자신에게 제공되는 환경적 기회에 대한 외삽법(extrapolation)에 기반하여 이러한 재능을 최대한 잘 활용하는 방법을 계획할 수 있을 것이다. 그런 종류의 정확성으로 계획하는 것이 절대 불가능하기 때문에 이것은 가설적으로 '베스트핏(가장 적합)'하다. 우리가 일생에서 일반적으로 하는 일은 그것에 대한 감각이 있는 사람들의 입장에서 볼 때 우리에게 맞는 것처럼 보이는 것을 찾으려고 노력하면서 삶의 길을 더듬어 나아가는 것이다. 베스트핏 이론에 따르면 자신에게 진정으로 맞는 삶의 일에 가까워질수록 더 행복하고 더 효과적이며 더 활력이 넘칠 것이다.

나는 때때로 우리가 우주 피드백 시스템에 있다고 생각하고 싶다. 올바른 선택을 하면 모든 일이 잘 풀린다. 우리가 잘못된 길을 가고 있을 때에는 일이 잘 풀리지 않는 것처럼 보인다. 그것은 마치 어렸을 때 하던 'hot and cold(핫앤 콜드)' 게임처럼 올바른 길에 있을 때 우주가 '뜨겁다'고 말하고 올바른 길을 벗어날 때 '차갑다'고 말하는 것과 같다.

내가 올바른 방향으로 가고 있는지 알기 위해 사용하는 단서 중 하나는 동시적 사건이 발생할 때다. 칼 융(Carl Jung)에 따르면 동시적 사건은 '의미 있는 우연'이라고도 한다. 의미 있는 우연은 예를 들어 누군가에게 연락하기로 결정하여 전화를 들었는데 전화 건너편에 그가 있는 것일 수 있다. 그는 당신이 염두에 둔 문제에 대해 당신에게 전화를 걸고 있으며 당신은 몇 주 동안 그와 이야기하지 않았다. 나는 그것을 당신이 염두에 두었던 프로젝트 또는 그 프로젝트가 약간 변형된 것을 위한 청신호라고 생각한다. 내 안에서 등장하는 것처럼 보이는 것(예감, 직관적인 번득임, 공상)에 매우 세심하게 귀를 기울인 다음 환경이 프로젝트를 지원하는지 여부를 매우 의식하면서 그것으로 이동한다. 즉 나는 상황을 평가하는 데 내 자신의 상식을 사용한다.

요가 수행을 하다 보면 요가가 자신의 발달을 촉진하는 여러 가지 방법을 알아차리게 될 것이다. 심령 능력을 더 많이 사용할 수 있게 됨에 따라 이것은 또한 당신의 발달을 향상시킬 것이다. 심령 능력은 관련된 모든 사람을 위해 윤리적이고 균형 잡힌 방식으로 사용해야 한다는 것을 절대 잊지 않아야 한다. 적절한 방식으로 사용할 경우, 요가의 psi 경험은 삶의 즐거움과 그것이 나타내는 위대한 여정에 큰 보탬이 될 것이다.

결론
삶의 방식으로서의 소매틱 요가

> 선행이나 악행은 변화의 직접적인 원인이 아니다. 이러한 행위는 자연 진화에 대한 장애물을 깨는 역할을 할 뿐이다. 농부가 수로 장애물을 허물어 물이 저절로 흐르게 하듯이.
>
> *Patanjali*

> 나는 이 수업과 요가 수행에 들어갔다. 목적은 영적 추구라기보다는 자가 치유와 체력 증진을 위해서였다. 나는 수행과 독서를 통해 이러한 것들이 함께 이루어진다는 것을 깨달았다. 나는 일상생활에서 불안과 긴장을 줄이고, 일을 처리하는 능력을 향상시키는 요가의 장점을 발견했다. 요가가 계속해서 더 충만하고 더 행복하며 더 유익한 삶을 영위하는 데 도움이 될 것이라고 확신한다. 요가를 하면 기분이 좋아진다!
>
> *요가 학생*

우리는 동양적 관행에 대한 서양 심리학의 이해로부터 그리고 현재 사용 가능한 주관적 보고서에 대한 연구 지원으로부터 요가 심리학을 탐구했다. 우리는 우리 자신의 경험과 문화적 맥락에 기반한 이해를 바탕으로 다른 문화의 관행을 이해한다. 이 책에서는 정신생리학적 설명과 함께 소매틱 요가의 기본 원리와 관행을 제공하려고 시도했다. 통일된 심신 상태의 발달은 1인칭 경험과 함께 3인칭 유형의 최고 지식에 의해 촉진되는 것 같다. 이 두 종류의 의식이 함께 모였을 때, 심오한 개인적 변화가 시작된다.

효과적인 요가 방법: 소매틱 요가 입문

원래 목표가 무엇이든 요가를 수행하면 삶의 맥락에 변화가 일어날 것이다. 자신의 발달과 정신 생리학적 유지 관리를 독자적으로 하게 됨에 따라 자기 운명의 주인, 자기 배의 선장이 된다는 스릴이 있다. 하고 싶은 것은 무엇이든 할 수 있다는 의식이 크게 발달한다. 그리고 할 수 있다. 자신의 개인적인 힘이 크게 향상되었다는 것을 느끼게 된다.

이 책은 요가 수행의 참고서적이 되는 것을 목표로 했다. 이러한 수행이 생리학적으로 작동하는 방식도 포함되었다. 여러분은 자신만의 요가를 위해 수행을 선택하면 된다. 의식과 자기 감지, 가능한 한 많은 시간 동안 1인칭과 3인칭 지각의 결합에 중점을 두었다. 수행을 통해 점점 더 그러한 초점을 유지할 수 있게 될 것이다. 요가 수행이나 일상생활에서 오랜 시간 동안 그렇게 할 수 있게 되면 효율성과 사용 가능한 에너지가 증가하는 것을 알아차릴 수 있다. 요가 발전의 각 단계에서 편안함을 느낌으로써 요가 수행에서 최대의 이점을 얻는 것이 좋다.

우리 사회는 기술이 급격하게 발전하고 있다. 우리는 과거와 같은 속도로는 계속해서 진화할 수 없다. 우리 행성의 자원은 무한하지 않다. 인구는 빠른 속도로 계속 확장할 수만은 없다. 우리 사회에서 '성공'하려는 노력은 덜 중요하다. 우리는 세상에서 휴식을 취하는 방법을 찾아야 한다. 소매틱 요가는 경험의 양을 질로 대체하기 보다는 경험을 실제 보고, 듣고, 맛보고, 음미하기 위해 자신의 삶을 이완하고 즐기는 데 도움이 될 수 있다.

현대 사회에서 우리는 환경으로부터 소외되었다. 우리는 심지어 소외에 대해 민감해졌다. 아마도 그것에 대해 뭔가를 할 수 있을 것이다. 그렇게 되기를 바란다. 아직 시간이 있다. 소매틱 요가는 자연과 다시 접촉할 수 있는 훌륭한 방법이다. 그것은 사실 자연의 힘과 조화로운 리듬을 구축하는 방법이다. 예를 들어, 숨쉬는 공기에 대해 더 의식하기 시작함에 따라, 더 원천적인(pranic) 공기를 찾는다. 야외에서 요가를 시작할 경우 대지와 대지의 더 유기체적 감각을 느끼기 시작한다. 감각이 더 정제되고 모든 환경과의 관계를 보고 감지하기 시작할 경우 자연 세계가 제공하는 것에 대해 점점 더 감사하기 시작한다.

죽음에 직면할 때, 창조해야 할 생애가 있다는 것을 깨닫기 시작한다. 소매틱 요가는 자신의 삶을 창조하는 데 적극적인 역할을 할 수 있는 강력한 수단이다.

요가를 공부하는 일부 사람들은 요가의 이점을 경험하지만 시간이 지나면서 요가와 멀어진다. 다른 사람들은 점차 그것을 자신의 생활 방식에 통합한다. 어떤 사람들은 요가에 인생을 바치는 것이 의미가 있다고 생각한다. 인도에서는 사람이 인생의 여러 단계를 거치며 그 과정에서 해당 단계의 다르마(Dharma)에 전념한다. 어떤 단계에서는 결혼을 하고 가정을 꾸리고 도시나 마을 일에 참여한다. 나중에는 철학적이고 영적인 은둔을 추구하기 위해 평범한 삶을 떠날 수 있다.

요가 방식에 가까워질수록 삶이 점점 단순해진다고 느끼는 사람들은 금욕적인 삶을 선택할 수 있다. 이상적으로 이렇게 되는 것은 요가의 결과가 너무 훌륭한 나머지 요가가 희생이 아니라 훨씬 더 성취감을 주는 것으로의 발전이기 때문이다. 더 금욕적인 삶을 살기 위해 지적인 결정을 내리거나 아니면 자신의 발전에 내재된 자연스러운 경향을 따를 수 있다.

이 시기에 있을 경우 가족, 친구, 사회에 깊이 관여하게 된다. 이것은 세속적인 기간이며 그로부터 배우려면 충분히 경험을 쌓아야 한다. 이 기간 동안 소매틱 요가는 일상 활동을 촉진하는 가운데 삶의 필수적인 부분이 될 수 있다. 이 단계에서는 봉사의 삶을 사는 카르마 요가 수행자에 속한다. 세상 일을 하면서 건강하고 행복하길 기원한다!

부록

15주 소매틱 요가 프로그램

(소매틱 요가 세션 형태는 91페이지 참조)

자세 핵심

a 레그즈 업   g 로커스트
b 하프 숄더스탠드   h 활
c 숄더스탠드   i 척추 비틀기
d 물고기   j 요가 무드라
e 쟁기   k 헤드 투 니
f 코브라   l 나무

1주차   워밍업

자세 a & b   30초

프라나야마   빠른 호흡

프라티야하라

명상   5분

2주차   워밍업

자세 a, b, c   30초

프라나야마

빠른 호흡

같은 콧구멍 호흡 1:4:2 비율

프라티야하라

명상　10분

3주차　　워밍업

자세 a　1분

자세 b　40초

자세 c　1분

자세 d　30초

프라나야마

빠른 호흡

교호 호흡 1:4:2 비율

프라티야하라

명상　15분

4주차　　워밍업

자세 a　1분

자세 b　40초

자세 c　1분 30초

자세 d　1분

자세 e　30초

프라나야마　3주차 참조

프라티야하라

명상　20분

5주차　　워밍업

　　　　　자세 a　1분

　　　　　자세 b　40초

　　　　　자세 c　1분 30초

　　　　　자세 d　1분 30초

　　　　　자세 e　1분

　　　　　자세 f　2회 반복

　　　　　프라나야마

　　　　　프라티야하라

　　　　　명상　20분

6주차　　워밍업

　　　　　자세 a　1분

　　　　　자세 b　40초

　　　　　자세 c　2분

　　　　　자세 d　2분

　　　　　자세 e　1분 30초

　　　　　자세 f　3회 반복

　　　　　자세 g　2회 반복

　　　　　프라나야마

　　　　　프라티야하라

　　　　　명상　20분

7주차　　워밍업

효과적인 요가 방법: 소매틱 요가 입문

자세 a   1분

자세 b   40초

자세 c   2분 30초

자세 d   2분 30초

자세 e   2분

자세 f   3회 반복

자세 g   3회 반복

자세 h   2회 반복

프라나야마

프라티야하라

명상   20분

8주차

워밍업

자세 a   1분

자세 b   40초

자세 c   3분

자세 d   3분

자세 e   2분 30초

자세 f   3회 반복

자세 g   3회 반복

자세 h   3회 반복

자세 i   양쪽 30초

프라나야마

프라티야하라

15주 소매틱 요가 프로그램

명상　20분

9주차	워밍업
	자세 a~d　위와 동일
	자세 e　3분
	자세 f~h　위와 동일
	자세 i　양쪽 30초
	프라나야마
	프라티야하라
	명상　20분
10주차	워밍업
	자세 a~i　위와 동일
	자세 j　20초
	프라나야마
	프라티야하라
	명상　20분
11주차	워밍업
	자세 a~j　위와 동일
	자세 k　1분
	자세 l　양쪽 20초
	프라나야마
	프라티야하라

명상   20분

12~15주차 위의 세션 형태를 따른다.

다양성을 원한다면 자세를 추가할 수 있다. Vishnudevananda와 Swami Satchidananda의 책을 참조한다.

참고문헌

Anand, B. K., Chhina, G.S., & Singh, B. Some aspects of electroencephalographic studies in yogis. EEG and Clinical Neurophysiology, 1961, 13, 452-456.

Banquet, J. P. Spectral analysis of EEG in meditation. Electroencephalography and Clinical Neurophysiology, 1973, 35, 143-151.

Benson, H., Beary, J. F., & Carol, M. P. The relaxation response, Psychiatry, 1974, 37, 37-46.

Brown, F. M., Steward, W. S., & Blodgett, J. T. EEG kappa rhythms during transcendental meditation and possible threshold changes following. Paper presented to the Kentucky Academy of Science, Richmond, November 13, 1971.

Butter, C. M. Neuropsychology: The Study of Brain and Behavior. Monterey, CA: Brooks Cole, 1968.

Carlson, N. Physiology of Behavior. Boston: Allyn & Bacon, 1977.

Chaudhuri, H. Yoga psychology. In C. T. Tart (ed.), Transpersonal Psychologies. New York: Harper Row, 1975.

Das, N. N. & Gastant, H. Variations de l'activite electrique du cerveau, du coeur et des muscles squelettiques au cours de la meditation et de l'extase yogique. EEG, Supplement, 1955, 6, 211-219.

Dhanaraj, V. H. The effects of yoga and the 5BX fitness plan on selected physiological parameters. (Doctoral dissertation, University of Alberta, 1974).

Feldenkrais, M. Awareness Through Movement. New York: Harper & Row, 1972.

Funderburk, J. Science Studies Yoga: A Review of Physiological Data. Illinois: Himalayan International Institute of Yoga Science and Philosophy of USA, 1977.

Garoutte, B. Personal Communication, 1988.

Garoutte, B. Survey of Functional Neuroanatomy. Greenbrae, CA: Jones

Medical Publications, 1987.

Gopal, K. S., Anatharaman, V., Nishith, S. D. & Bhatnagar, O.P. The effect of yogasanas on muscular tone and cardio-respiratory adjustments. Yoga Life, 1975, 6(5), 3-11.

Gould, R. Transformations: Growth and Change in Adult Life. New York: Simon & Schuster, 1978.

Hanna, T. The Body of Life. New York: Alfred Knopf, 1980.

Isherwood, C. Ramakrishna and His Disciples. New York: Simon & Schuster, 1970.

Jacobson, E. Progressive Relaxation (2nd Ed.). Chicago: University of Chicago Press, 1938.

Jung, C. Synchronicity: An Acausal Connecting Principle (1952). In #8 The Structure and Dynamics of the Psyche. In R. F. C. Hull (trans.), The Collected Works of Carl G. Jung. Princeton, N.J.: Bollingen Series XX, Princeton University Press, 1960.

Kasamatsu, A. & Hirai, R. An electroencephalographic study on the zen meditation (zazen). In C. T. Tart (ed.), Altered States of Consciousness. Garden City, New York: Doubleday, 1975.

Kuvalayananda, Swami & Vinekar, S. L. Yogic Therapy: Its Basic Principles and Methods. New Delhi: Ministry of Health, Government of India, 1971.

LeShan, L. The Medium, the Mystic and the Physicist: Toward a General Theory of the Paranormal. New York: Viking, 1973.

LeShan, L. Toward a General Theory of the Paranormal. New York: Parapsychological Monographs, Parapsychology Foundation, 1969.

Levinson, D. J. The Seasons of a Man's Life. New York: Knopf, 1978.

Ludwig, A. M. Altered States of Consciousness. In C. T. Tart (ed.), Altered States of Consciousness. Garden City, New York: Doubleday, 1975.

MacLean, P. D. A Triune Concept of the Brain and Behaviour. Papers presented at Queen's University, Kingston, Ontario. February 1969 by V. A. Kral and others. Published for Ontario Mental Health Foundation by University of Toronto Press, 1973.

Mishra, R. S. Fundamentals of Yoga: A Handbook of Theory, Practice,

참고문헌

Application. New York: The Julian Press, 1959.

Mishra, R. S. Yoga Sutras: The Textbook of Yoga Psychology, Garden City, New York: Anchor Press/Doubleday, 1973.

Monroe, R. Journeys Out of the Body. New York: Doubleday, 1971.

Moses, R. Effect of yoga on flexibility and respiratory measures of vital capacity and breath holding time. (Doctoral dissertation, University of Oregon, 1972).

Patel, C. 12-month follow-up of yoga and bio-feedback in the management of hypertension. Lancet, 1975, 1, 62-64.

Patel, C. Yoga and bio-feedback in the management of hypertension. Lancet, 1973, 2, 1053-1055.

Patel, C. & North, W. R. S. Randomised controlled trial of yoga and bio-feedback in the management of hypertension. Lancet, 1975, 2, 93-95.

Prabhavananda, Swami & Isherwood, C. How to Know God: The Yoga of Patanjali. New York: Signet Books, 1953.

Ram Das. Be Here Now. San Cristobal, New Mexico: Lama Foundation, 1971.

Rhine, J. B. Extra-Sensory Perception. Boston: Humphries, 1934.

Satchidananda, Yogiraj Sri Swami. Integral Yoga Hatha. New York: Holt, Rinehart & Winston, 1970.

Schmeidler, G. The psychic personality. In E. D. Mitchell (ed.), Psychic Exploration: A Challenge for Science. New York: G. P. Putnam's Sons, 1974.

Schwartz, G. E. Pros and cons of meditation. Paper presented at the American Psychological Association Convention, Montreal, August 1973.

Stanford, R. G. The integration of cognitive processing factors: ESP in life situations. Paper presented at the AAAS Annual Meeting, Washington, D.C., December, 1972 as part of the symposium, Understanding Parapsychological Phenomena: A Survey of Four Possible Areas of Integration, sponsored by the Parapsychological Association.

Tart, C. T. (ed.) Transpersonal Psychologies. New York: Harper & Row, 1975.

Underhill, E. Mysticism (12th Edition). New York: E. P. Dutton, 1961.

Vishnudevananda, Swami. The Complete Illustrated Book of Yoga. New York: Crown Publishing Co., 1988.

Wood, E. Yoga. Harmondsworth, Middlesex, England: Penguin Books, 1962.

Wood, E. Yoga Wisdom (Yoga Dictionary). New York: Philosophical Library, 1970.

저자 소개

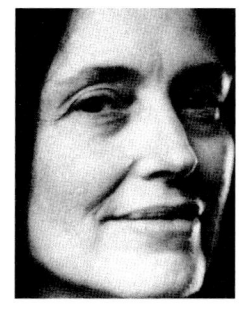교육학박사인 Eleanor Criswell는 27년 동안 요가 심리학과 명상을 연구해 왔다. 그녀는 20년 동안 미국 Sonoma 주립대학의 심리학과에서 요가 심리학을 가르쳤다. 그녀는 그 기간 동안 잡지와 저널에 요가 심리학에 대한 논문을 발표했다. 신체 예술 및 과학에 관한 잡지 및 저널인 〈Somatics〉의 편집장으로서 그녀는 심신 통합에 내재된 건강과 웰빙 가능성에 대한 인식을 높이는 데 큰 관심을 가지고 있다. 이를 위해 그녀는 요가 심리학 교사들도 양성했다.

역자 소개

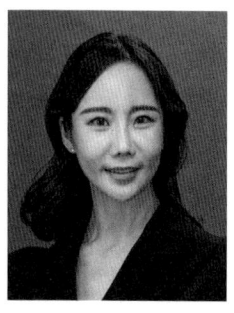

정지혜

학력 사항

- 대구가톨릭대학교 무용학과 졸업
- 대구가톨릭대학교 공연예술 대학원 석사
- 대구가톨릭대학교 통합예술치료 대학원 박사

자격 사항

- 현) 대구가톨릭대학교 생활체육학과 외래교수
- 현) 대구보건대학교 스포츠재활학과 겸임교수
- 현) 한국열린사이버대학교 뷰티디자인학과 특임교수
- 전) 대구가톨릭대학교 무용학과 외래교수
- 전) 울산춘해대학교 요가학과 외래교수
- 위즈덤요가&필라테스 대표
- ICPA(국제클래식필라테스) 협회장
- 국제 BOSU 마스터
- 주) 파크식스원 리커버링 마스터
- 미국 Trigger Point 마스터
- 미국 LA, NEW YORK 외 다수 필라테스 과정 이수
- 독일 휄든클라이스 과정 이수
- 샌디에이고 타말파 동작예술치료 이수
- 미국 SP(신체 심리 치료과정) 이수